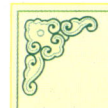

国医绝学百日通

30种常见病的自诊自疗

李玉波　翟志光　袁香桃◎主编

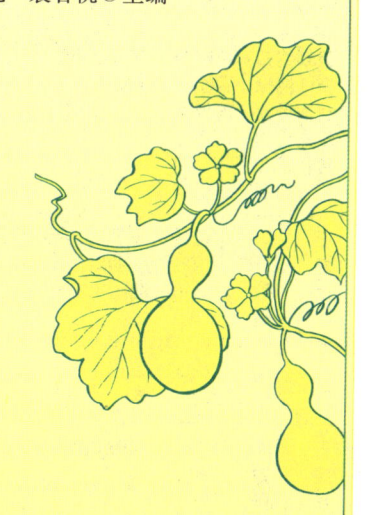

中国科学技术出版社
·北京·

图书在版编目（CIP）数据

30种常见病的自诊自疗/李玉波,翟志光,袁香桃主编.-- 北京：中国科学技术出版社,2025.2
（国医绝学百日通）
ISBN 978-7-5236-0766-4

Ⅰ.①3… Ⅱ.①李… ②翟… ③袁… Ⅲ.①常见病—诊疗 Ⅳ.①R4

中国国家版本馆CIP数据核字（2024）第098701号

策划编辑	符晓静　李洁　卢紫晔
责任编辑	曹小雅　王晓平
封面设计	博悦文化
正文设计	博悦文化
责任校对	焦　宁
责任印制	李晓霖

出　　版	中国科学技术出版社
发　　行	中国科学技术出版社有限公司
地　　址	北京市海淀区中关村南大街 16 号
邮　　编	100081
发行电话	010-62173865
传　　真	010-62173081
网　　址	http：//www.cspbooks.com.cn

开　　本	787毫米×1092毫米　1/32
字　　数	4100千字
印　　张	123
版　　次	2025 年 2 月第 1 版
印　　次	2025 年 2 月第 1 次印刷
印　　刷	小森印刷（天津）有限公司
书　　号	ISBN 978-7-5236-0766-4 / R · 3282
定　　价	615.00元（全41册）

（凡购买本社图书，如有缺页、倒页、脱页者，本社销售中心负责调换）

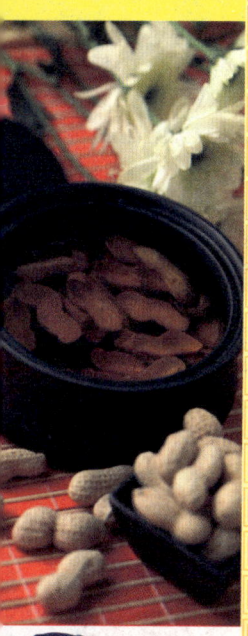

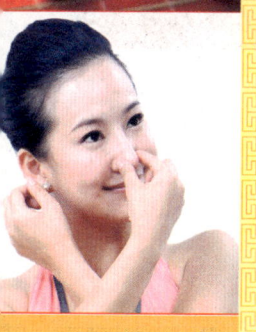

《目录》

第一章 神经系统疾病及不适

头痛：赶走头痛，大脑轻松，全身舒爽....1
龋齿：强身健体，从牙开始..........................5
坐骨神经痛：少坐多活动，坐骨神经不再痛...7
神经衰弱：应引起重视的现代"文明病"...9
失眠：精力充沛从改善睡眠开始...............13
颈椎病：困扰"电脑一族"的常见病........15

第二章 循环系统疾病及不适

高血压：导致心脑血管疾病的元凶............17
心脏病：危害人类健康的一大杀手............21
动脉粥样硬化：危害极大的全身性疾病....25
低血压：血压太低也是病，及时缓解控病情........27

第三章 呼吸系统疾病及不适

感冒：掌握驱病窍门，不让感冒来袭.......29
咳嗽：润肺止咳，让肺部自由扩张............33
鼻窦炎：影响人体正常呼吸的疾病...........35
扁桃体炎：远离扁桃体炎，轻松进食........37
支气管炎：赶走炎症，让支气管恢复健康....39

第四章

内分泌系统疾病及不适

糖尿病：平衡血糖，预防糖尿病 43
贫血：不让贫血成为健康的绊脚石 47
更年期综合征：困扰年长者的顽症 51
肥胖：杜绝肥胖，苗条并健康着 53
色斑：消除色斑，重现白皙水嫩的肌肤 57

第五章

消化系统疾病及不适

口腔溃疡：想吃就吃，不让口腔溃疡"挡道" 61
口臭：将口臭挥之而去，享受清爽生活 65
消化不良：增强胃蠕动可改善消化不良 67
脂肪肝：消除过多脂肪，还肝脏健康 71
食欲不振：增强食欲，带来好胃口 75
便秘：不受便秘困扰，舒畅、惬意地生活 77

第六章

生殖系统疾病及不适

月经不调：月经规律，女性才能气色红润 81
阳痿：性功能障碍的罪魁祸首 85
前列腺炎：将难言之痛一网打尽 87
阴道炎：拒绝阴道炎要从身边小事做起 91

第一章　神经系统疾病及不适

头痛：赶走头痛，大脑轻松，全身舒爽

症状自诊

【自疗】头部的一侧出现一阵一阵的跳痛，并伴有恶心等症状，此为偏头痛。

【自疗】感觉头部被"紧箍"紧紧地箍住了，并且越箍越紧，此为张力性头痛。

【自疗】产生剧烈的头痛，并伴有眼睛发红、充血、不断流泪等症，此为丛集性头痛。

【自疗】低头或弯腰时，面部后方出现剧痛，此为窦性头痛。

【急诊】头部忽然感觉剧痛，并伴有手足凉、恶心等症。

【急诊】清晨起床，忽然感觉头痛，并伴有恶心、呕吐等症，但此症状会在一天中逐渐减轻，次日又复发。长期如此，极有可能已患有高血压或其他疾病。

【急诊】头痛，并伴有呕吐、吞咽困难、四肢无力等症状，极有可能是动脉瘤或脑出血的前兆。

【急诊】头痛剧烈，并伴有高热、眼痛、恶心、颈部僵硬等症状，极有可能是脑膜炎的征兆。

居家自疗

美味食疗

◎白芷：白芷具有祛风湿的功效，适用于由各种原因引起的偏头痛、眉棱骨痛。

◎白芍：白芍具有抗菌的作用，适用于由肝气不舒或肝阳偏亢引起的头痛。此外，它也可缓解因紧张性头痛所引起的肩颈肌肉酸痛。

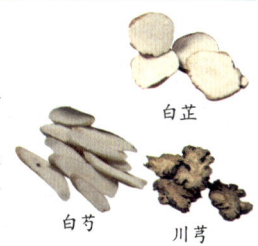

◎川芎：川芎具有活血行气、缓解肌肉痉挛、祛风止痛等功能，适用于由

风寒、风热、风湿、血虚以及血瘀等各种原因引起的头痛。

◎ **柴胡**：柴胡具有镇静、镇痛、疏气、解郁的功效，适用于紧张性头痛及太阳穴附近的跳痛。

◎ **牛奶姜饮**：取牛奶150毫升、姜末5克、蜂蜜适量。将牛奶加热，倒入姜末，晾凉至微温时根据个人口味加入适量的蜂蜜即可饮用。此方可减轻头痛症状。

◎ **菊花茶**：取菊花适量，放入沸水中进行冲泡即可。长期饮用，可安定神经，缓解晕眩、头痛等症。值得注意的是，在泡制时应选用药用菊花或干燥的可食用菊花。

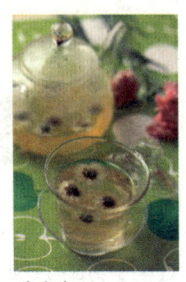

菊花茶

◎ **味噌洋葱**：取洋葱1个、味噌1杯、白酒适量。将洋葱去皮、洗净、切块，放入沸水中煮1~2分钟，捞出，晾凉；将味噌倒入适量白酒中，拌匀；把洋葱块埋入味噌中，放入冰箱保存1周即可，每天食用1/4。

◎ **番红花茶**：取番红花适量，倒入沸水进行冲泡，晾至30摄氏度左右后饮用，每日1次。此茶可镇痛和安定神经，促进血液循环，缓解紧张性头痛。孕妇忌饮。

◎ **莲子红枣木瓜羹**：取银耳30克，冰糖、红枣、莲子各适量，木瓜1个。分别用温水把银耳泡软，红枣、莲子泡发；莲子去心、洗净；木瓜洗净、去皮、去籽、切块；锅中水烧沸，依次放入木瓜、银耳、红枣、莲子和冰糖，当水再一次沸后改小火煲1~2小时即可。此羹可益心补肾、固精安神，有效缓解头痛。

按摩

1. 端坐，自由呼吸，身心放松，用食指紧压巨髎穴1分钟。
2. 按摩者将拇指和食指、中指相对用力，反复拿捏被按摩者颈后近发际处的肌肉，至其感觉酸胀为宜（图①）。
3. 一手的拇指与中指张开，分别按压两边的太阳穴，另一手拿捏颈部肌肉，头部向后仰片刻，恢复到起始姿势，反复进行。此按压法适用于因脑充血而引

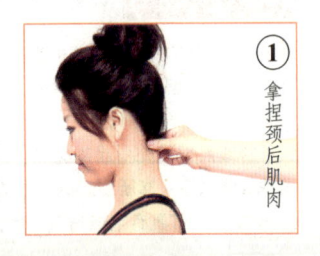

① 拿捏颈后肌肉

起的头痛。

4.身心放松,双眼微闭,双手拇指分别抵住同侧的太阳穴,其余四指虚握,用食指内侧屈曲面由正中印堂沿眉毛两侧分抹至太阳穴处(图②)。

5.拇指按压位于大脚趾与第二脚趾之间的太冲穴。

6.两手交叉握紧放置于后颈部,头部向后仰,片刻后,再恢复至起始姿势。然后,双手握拳,再用小指关节弯曲处轻轻敲打头皮。

7.用拇指按压头顶部的百会穴,也可请他人代为按压。

8.取坐位,身心放松,双手食指分别置于风池穴处,反复进行紧压。

9.将中指和无名指放在太阳穴处,用指腹轻轻按揉,或将食指和中指放在太阳穴处,以转圈的方式向头部后下方按摩。此小动作可以让紧绷的头部稍微活动一下,从而缓解紧张性头痛。

小动作自愈操

◎**提拉手臂**:上身挺直,双手相握于背后,向上提拉手臂,直至最大限度,再恢复到起始姿势,反复提拉5次(图③)。

◎**按摩后颈部至肩膀**:取坐位,上身挺直,全身放松,食指、中指、无名指并拢,置于后颈部,沿逆时针或顺时针方向转圈按摩至同侧肩膀(图④)。

◎**提拉肩膀**:端坐,上身挺直,两手交叉相握,手臂紧靠身体,先向上提拉肩膀,再恢复至起始姿势,反复提拉5次(图⑤)。

◎**揉摩肩膀**:取坐位,上身挺直,全身放松,

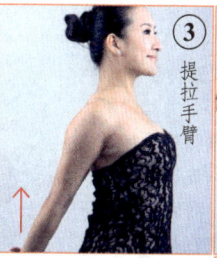

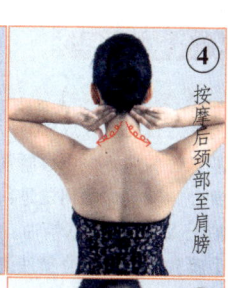

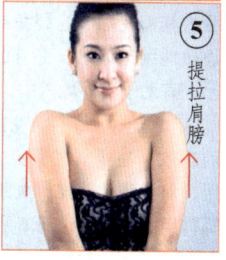

将一手的掌心朝下放置在对侧的肩膀上，由里向外，沿逆时针或顺时针方向按揉。两手交替进行操作（图⑥）。

⑥ 按揉肩膀

◎ **左右摇头**：坐在椅子上，伸出双手，掌心朝外地十指交叉（图⑦）。先将头部向左摇动（图⑧），然后再将头部向右摇动（图⑨），反复进行左右摇动，持续2分钟。注意摇动的时候要屏气。

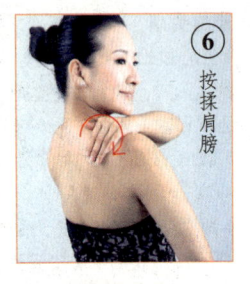

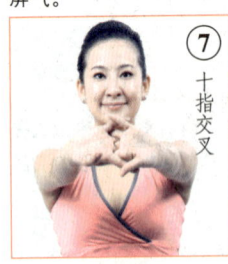

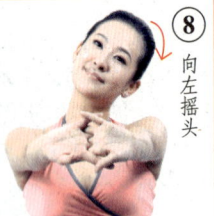

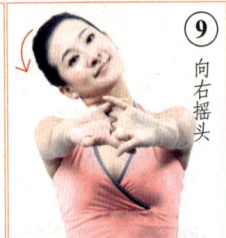

⑦ 十指交叉　　⑧ 向左摇头　　⑨ 向右摇头

其他妙招

◎ **薰衣草精油疗法**：薰衣草精油的特殊芳香能使人放松身心，尤其适用于紧张性头痛，可以缓解紧张的情绪以及身心。其具体的用法是：先在洁净的手帕上滴2滴薰衣草精油，然后放在鼻子下嗅几下；或是将精油滴在棉签上，然后将其擦在额头、鬓角或者颈部，接着静静地卧床休息，芬芳的花香围绕着自己，有助于安静地入眠。

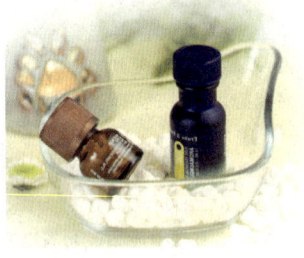

芬芳的薰衣草香味有助于入眠，所以临睡前可在枕头旁喷洒几滴

◎ **菊花枕疗法**：菊花具有镇静、解热的功效。将干燥的菊花放入枕头中，可以起到安定心神、帮助睡眠的作用，对于缓解头痛、失眠有一定的功效。需要注意的是，制作菊花枕应选择药用的干菊花，而不是野菊花，否则将达不到预期的效果。

龋齿：强身健体，从牙开始

症状自诊

【询医】 牙面出现白垩色斑，呈黄褐色或黑褐色，患者无任何感觉。此乃龋齿初期症状，需及时治疗。

【询医】 出现明显的龋洞，洞内有食物残渣及着色的软化牙本质及细菌等。

【询医】 当食用过冷、过热、过甜、过酸等刺激性食物时，牙齿会出现激发性酸痛。刺激除去后，无其他痛状。此乃龋齿中期的症状。

【询医】 食用过冷、过热、过酸、过甜等刺激性食物时，牙齿有明显的疼痛。此乃龋齿已经非常严重的症状，出现的龋洞较深，洞底已接近牙髓腔。

居家自疗

美味食疗

◎ **西洋参饮**：取西洋参5克，研细末，用纱布包好，放入茶壶中，用沸水冲泡即可。此饮品适用于阴虚发热、虚火等引起的牙痛。胃部寒湿者不宜饮用。

◎ **水煎露蜂房**：取露蜂房3克，将其放入砂锅，倒入半碗清水共煎成汁，待汁液煎至原来的一半时即可关火。将煎好的汁液晾凉后含在嘴里片刻，再缓缓地吞下。此方法可以消肿去痛，缓解牙痛症状。露蜂房即马蜂窝，需要时应直接去中药店购买，不可自行摘取。

推荐营养素

◎ **钙**：牙齿的主要构成物质为钙，约占99%，所以当牙齿缺钙时，就会变得疏松，口腔中的细菌也就会乘机腐蚀牙齿，最终生成龋齿。所以，不论是婴幼儿还是青少年，要想使牙齿坚固，首先要补充充足的钙。

按摩

1. 五指分开，双手拇指指尖分别按揉同侧风池穴，其余四指置于头部两侧以助力，力度要适中，每次1分钟（图①）。

2. 全身放松，双眼微闭，呼吸调匀，静息2分钟。接着用拇指指尖按压另一只手的合谷穴，用力由轻渐重，每次1分钟（图②）。

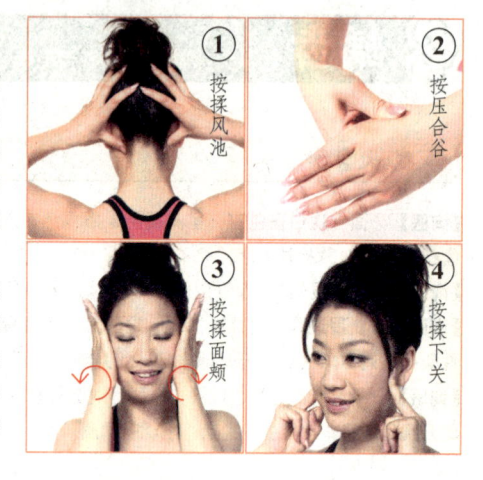

① 按揉风池　② 按压合谷　③ 按揉面颊　④ 按揉下关

3. 五指伸直、并拢，用掌心按揉面部，按揉时力度要适中，每次1分钟，以面颊发热为宜（图③）。

4. 用中指指腹按揉下关穴，用力由轻渐重，每次1分钟（图④）。

其他妙招

◎**白萝卜末敷疗法**：白萝卜具有活血化瘀、消肿止痛的功效，可以缓解牙痛。其具体的做法：取新鲜白萝卜适量，切成碎末，用干净的纱布将其包起来，敷于痛牙部位，待疼痛得到缓解之后取下。

◎**杏仁大蒜外敷法**：取苦杏仁、大蒜各适量，捣碎成泥。洗净脸部后，将其外敷于太阳穴处，用胶布固定。此方法可缓解因牙周炎、牙髓炎等引起的牙痛。左侧牙痛应外敷右侧太阳穴，右侧牙痛则外敷左侧太阳穴。

◎**花椒疗法**：取花椒1粒，用上下牙齿轻咬以固定在痛牙处，至产生麻胀感为宜。

◎**牛蒡子含漱法**：取牛蒡子10克，放入砂锅中，倒入1碗清水共煎成汁，待汁液煎至原来的一半时即可关火。将煎好的汁液含在嘴里，待牙痛症状稍微得到缓解之后将汁液吐掉。

坐骨神经痛：少坐多活动，坐骨神经不再痛

症状自诊

【自疗】 疼痛从臀部开始，逐渐放射至大腿、小腿，甚至到足部。无论是锐痛还是钝痛，无论是刺痛还是灼痛，无论是间断痛还是持续痛，皆为坐骨神经痛的症状。

【自疗】 身体的一侧感到疼痛，当咳嗽、喷嚏、弯腰或举重物时，疼痛感加剧。

【询医】 如果疼痛感持续3～4天，并伴有手足无力，说明病症已较严重。

【询医】 疼痛剧烈，自疗无效。

居家自疗

美味食疗

◎ **独活**：《本草正义》记载："独活为祛风通络之主药。"其可祛风胜湿、镇痛，适用于由肌肉拉伤、姿势不当等原因引起的坐骨神经痛。

◎ **黄芪牛膝猪蹄汤**：取黄芪、牛膝、鲜鸡矢藤各30克，防风、透骨风各15克，当归20克，将上述中药一起浸泡于清水中30分钟，再用小火煎熬1小时，去渣取汁，放入1个猪蹄，共煮至熟即可。

◎ **柚子酒**：取柚子500克、柚子皮50克、白酒（50度）1000毫升。将柚子洗净、去皮，果瓣掰成小块，将其果肉与柚子皮一同放于敞口瓶中，倒入白酒，密封保存2天即可。每天可饮用20毫升。此酒可以促进血液循环，活血化瘀，有助于缓解疼痛。对酒精过敏者禁服。

按摩

1.取仰卧位，健腿伸直，患腿抬起、弯曲，尽量靠近胸部，吸气，再用手掌由下往上拍打腿部弯曲侧。此方法也可请家人帮忙完成，适用于轻症患者。

2.被按摩者取俯卧位，按摩者立于一侧，先用推、揉、滚法按摩其腰臀部，再用肘尖关节按压其臀部的环跳穴，每次1分钟（图①）。

3.侧卧，健康一侧在内，患侧的手先擦揉患侧腰臀，再按揉患侧肾俞穴，然后换位进行（图②）。

① 按压环跳
② 擦揉腰臀
③ 啄击患腿后侧
④ 啄患侧大腿

4.手握空拳，有节奏地拍打腰臀部，用力适度，以舒适为度，持续拍打2~3分钟，可活血、散寒、止痛。

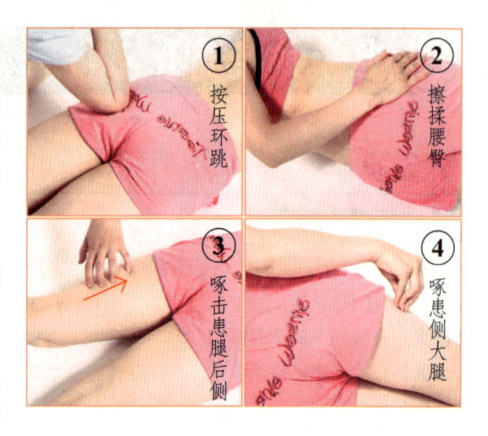

5.按摩者双手五指张开、弯曲，用指端自下而上啄击被按摩者患腿的后侧、外侧，反复20次（图③）。

6.手指弯曲，五指指端并拢，用指端擦、捏、揉、拍、啄患侧大腿和小腿后外侧，反复20次，至患侧有温热感为宜（图④）。

小动作自愈操

◎ **前后移动膝盖**：坐于椅子边沿，上身挺直，目视前方，双手自然垂于身体两侧。以大腿带动右腿向前移动，同时左腿向后移动，接着再将左腿向前、右腿向后移动，反复进行10次。

◎ **提腹运动**：取坐位，双手掌心向下，放于膝盖部。先缩腹含胸，腹部尽力向内缩，然后慢慢地恢复到起始姿势，反复操作。

其他妙招

◎ **川芎蝎梢敷法**：川芎具有活血化瘀、祛风止痛的作用，对由各种原因引起的坐骨神经痛可以起到缓解的作用。其具体用法是：将适量川芎、蝎梢、白芷一起碾为细末，擦在痛患处即可。一天可擦数次。

◎ **淘米水浴疗法**：淘米水中含有很多营养成分，取淘米水500毫升倒入浴缸中，搅拌均匀后直接洗浴，可以有效缓解坐骨神经痛。

神经衰弱：应引起重视的现代"文明病"

症状自诊

- 【自疗】喜欢回忆和幻想，极易兴奋。
- 【自疗】易怒，为一点儿小事就大动肝火。
- 【自疗】易疲乏，精力不足，注意力分散，记忆力差。
- 【询医】经常产生紧张性疼痛，如腰酸背痛或四肢肌肉疼痛。
- 【询医】经常失眠，睡眠不足、多梦、易惊醒，即便醒后仍感觉困倦。
- 【询医】心悸、多汗、手足发冷、厌食、便秘或腹泻、尿频、月经不调、遗精、早泄、阳痿等。

居家自疗

美味食疗

◎ **核桃**：人体若缺乏B族维生素，就会产生精神不振、疲倦、注意力不集中等症状，从而导致神经衰弱。核桃中含有丰富的B族维生素，经常食用，可起到健脑、增强记忆力及延缓衰老的作用。

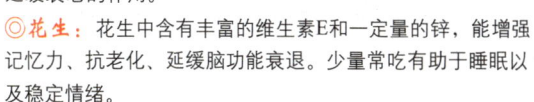

核桃

◎ **花生**：花生中含有丰富的维生素E和一定量的锌，能增强记忆力、抗老化、延缓脑功能衰退。少量常吃有助于睡眠以及稳定情绪。

花生

◎ **淮山莲子粥**：取淮山、粳米各100克，莲子15克，加适量清水，共煮成粥即可。此粥适用于神经衰弱见夜寐不安、心悸、胸闷、神疲乏力者。淮山有收涩的作用，大便燥结者应慎食。

◎ **桂圆莲子汤**：取桂圆肉、莲子各15克，倒入适量清水，一起煎汤即可。饮汤时，可根据个人喜好加入适量冰糖。每日1剂，分早、晚两次服用。此汤适用于气血两亏型神经衰弱，可缓解心悸、失眠、神志不安等症

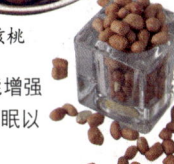

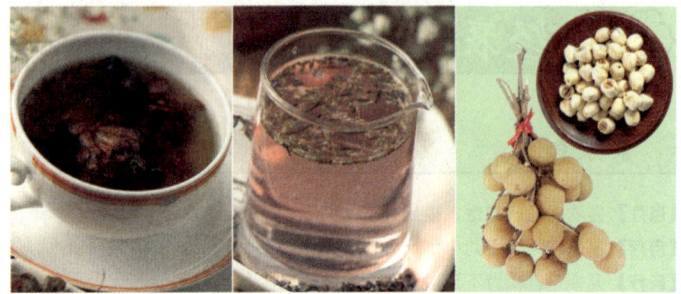

洋甘菊茶　　　　　　　薰衣草茶　　　　　　桂圆、莲子

状。痰火郁结、咳嗽痰黏者不宜食用桂圆。

◎**洋甘菊茶**：取洋甘菊适量，用沸水冲泡饮用即可。此茶可消除疲劳、稳定情绪，适用于由神经衰弱引起的失眠多梦者。

◎**甘麦红枣饮**：取淮小麦30克、甘草10克、红枣15克，将其加水共煎两次即可。分早、晚两次饮服。此方适用于神经衰弱见精神恍惚、睡眠不安以及呵欠频繁、言行失常者。

◎**茉莉花茶**：取茉莉花干品适量，用沸水冲泡即可。此茶可以促进新陈代谢、降火气、消除疲劳、安定情绪、舒缓压力。但晚上不宜多饮，以免引起神经兴奋而影响睡眠。

◎**薰衣草茶**：取薰衣草适量，用沸水冲泡即可。此茶能舒畅紧张的情绪和压力，缓解头痛，改善睡眠，适用于神经衰弱见夜寐不安、心悸、胸闷者。此外，除了单饮，还可以加入牛奶制成薰衣草奶茶。

◎**莲子心茶**：取莲子心3克，用沸水冲泡即可。此茶适用于神经衰弱见烦热失眠者，有助于提高睡眠质量。

按摩

1.取坐位或仰卧位，用拇指螺纹面按揉头维穴，长期坚持，可缓解神经衰弱引起的头痛、失眠等症状。

2.双手拇指指腹交替推印堂至神庭10～20次，以局部有微热感为宜。

3.盘膝端坐，双手重叠按于腹部，以脐为中心，沿顺时针或逆时针方向各揉腹30次。

① 叩击百会　　② 掐揉肝点　　③ 夹心点

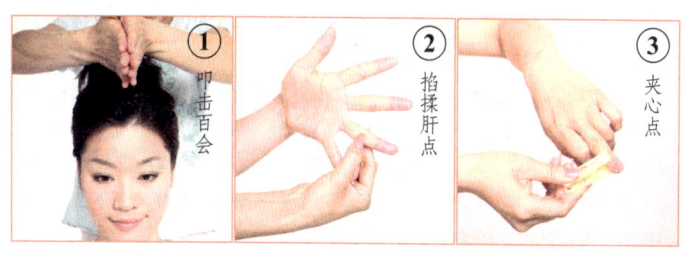

4.双手拇指指端由攒竹经鱼腰分抹至两侧太阳，反复操作10～20次，推按速度不宜过快。

5.用食指指腹按揉睛明，不宜用力过大。经常按揉可缓解疲劳和压力，安定情绪。

6.按摩者双掌合十，分别叩击被按摩者的百会、角孙、四神聪，每穴每次各1分钟，以局部感觉酸麻为宜（图①）。

7.盘膝端坐，右手平贴右肋部，向左上方搓至左肩部，做30次后，换手进行。

8.取坐位，两手按于两膝髌骨上，先由外向内揉动30次，再由内向外揉动30次。轻度用力，膝部感到舒适即可。

9.分别拿捏天柱、风池、颈部肌肉各10～20次，以局部有轻痛感为宜。

10.掐揉手部的肝点20～30次（图②）。

11.用衣夹夹手部的心点2～3分钟，至有微热、轻酸胀感为佳（图③）。

12.用衣夹夹足部的脑反射区，以能耐受为度（图④）。

13.按摩者用拇指按揉被按摩者足部的肾反射区10次，手法轻柔，用力不可过大（图⑤）。

14.用五指由前向后拿头顶，至后部改为三指拿法，反复按摩3～5次。

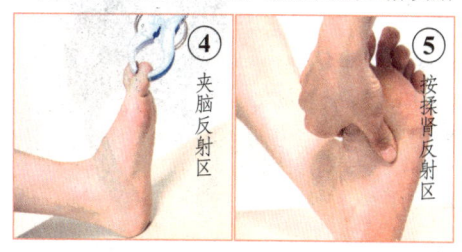

④ 夹脑反射区　　⑤ 按揉肾反射区

15.按揉手部的神门、大陵、内关、合谷、劳宫,每穴每次各2~3分钟,以局部有轻痛感为宜。

16.盘膝端坐,两手叉腰,拇指朝前,其余四指向后,掌心沿脊柱旁侧自上而下推摩至臀部,反复操作30次。如遇压痛点,可用手指按20~30秒。

17.临睡前,擦热双掌,双手掌面贴于面颊,接着两手中指由迎香穴,经睛明、攒竹等穴,向上推至发际;然后,两手分开向两侧至额角而下,食指经"耳门"返回起点。反复按摩30~40次。

18.端坐,左手握住左踝关节以固定,右手来回搓左脚掌30次,然后换腿进行。

小动作自愈操

◎**伸展翻滚**:取仰卧位,两脚伸直,双臂向头部伸展,然后将双手交叉相握(图⑥),先向左翻滚10次(图⑦),然后再向反方向翻滚,翻滚的速度宜快。反复翻滚5次,可松弛紧张的神经。需要注意的是,饭后不宜立即进行。

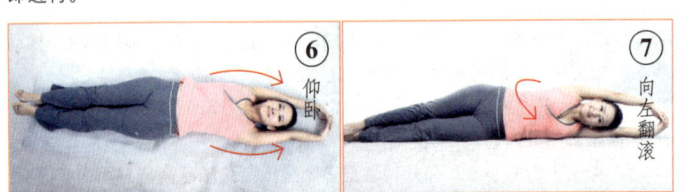

⑥ 仰卧

⑦ 向左翻滚

其他妙招

◎**艾灸疗法**:取米粒大小的干艾10颗,放在第五节胸椎处的神堂穴,施以艾灸疗法,每天早晚各施术1次,需长期坚持。

◎**敷疗法**:取耳部的心、神门、内分泌等反射区,每次取2~3个反射区,将王不留行籽或莱菔子1粒贴敷于耳穴上。夏季1天更换1次,冬天可两天更换1次,10次为一个疗程,每日坚持按压4~6次。每次只可贴压一侧耳朵,两耳交替(图⑧)。

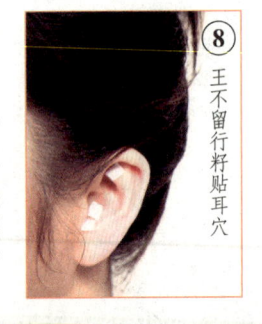

⑧ 王不留行籽贴耳穴

失眠：精力充沛从改善睡眠开始

症状自诊

【自疗】 容易惊醒，睡眠常被中断。

【询医】 长期入睡困难，即使服用安眠药也无效或对药物产生依赖。

【询医】 明显的失眠症状持续1个月以上，并且没有明显的病因。

居家自疗

美味食疗

◎ **莴笋**：莴笋中含碘，碘对人体的基础代谢、心智和情绪调节都有着重大影响。此外，莴笋还含有可以调节自律神经、具有催眠作用的特效成分——烟酸，经常食用可消除紧张情绪、帮助睡眠，尤为适用于因情绪过于紧张、激动或者焦躁不安而引起的失眠者。

◎ **香蕉牛奶饮**：取香蕉2根、牛奶250毫升，将其一起榨汁即可。可于每晚睡前1小时饮用。此饮品可令兴奋的神经安定下来，促进睡眠。值得注意的是，香蕉性寒滑肠，脾胃虚寒者、便溏腹泻者、胃酸过多者、急慢性肾炎及肾功能不全者不宜多食。此外，如需要加热时，不宜放入微波炉里加热，以免破坏牛奶的营养成分，应将牛奶放在热水里隔水温热。

◎ **花生粳米羹**：取花生米、粳米各40克，嫩花生叶50克，将其共研为末，加水600毫升煮至400毫升，最后加醋调匀。每晚睡前服用1次。此羹适用于患有神经官能症、心悸、失眠者。

◎ **桂圆酒**：取桂圆300克、白酒400毫升。先

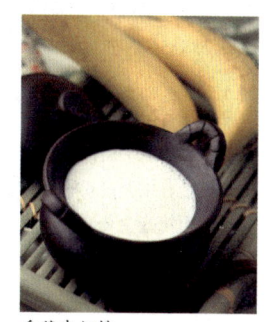

香蕉牛奶饮

将桂圆去壳、切果肉,将果肉块与白酒一同放入敞口的瓶子里,密封保存20天即可。每次可饮10～20毫升酒及适量吃些果肉,每日两次。此桂圆酒可缓解疲劳,适用于有失眠、健忘、心悸等症状者。另外,在浸泡期间要经常摇晃瓶子,让桂圆肉更充分地被浸泡。

按摩

1.按摩者用掌心分别按揉被按摩者前额、头维、百会等穴,每穴每次各2分钟(图①)。

2.双眼微闭,双手食指屈曲,拇指置于太阳穴处,以食指内侧屈曲面,由正中印堂穴沿眉毛两侧分抹,力度要适中,反复操作30次,每日两次(图②)。

3.双手拇指指腹分别按揉两侧太阳穴2分钟,再沿两侧颞部由前向后进行推摩(图③)。

4.按摩者拇指与其余四指相对用力,拿捏被按摩者颈部与肩头连线的正中央以及周围大筋处,每次10分钟(图④)。

5.一手五指并拢,手掌根部轻轻拍击头顶百会穴(图⑤)。

6.被按摩者盘腿端坐,全身放松,双手自然放于膝盖上,按摩者双手握拳,用拇指关节沿其脊柱旁两横指处,自上而下进行推按,反复操作10次(图⑥)。

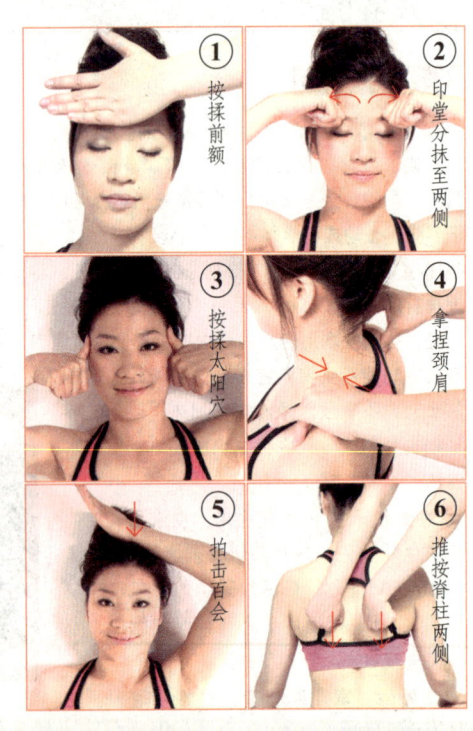

① 按揉前额
② 印堂分抹至两侧
③ 按揉太阳穴
④ 拿捏颈肩
⑤ 拍击百会
⑥ 推按脊柱两侧

颈椎病：困扰"电脑一族"的常见病

症状自诊

【自疗】颈部出现发僵、发硬、疼痛等症状。

【询医】肩背部感觉沉重，并伴有肌肉变硬、上肢无力、手指麻木等严重症状。

【询医】除了具有以上的症状，还伴有头痛、头晕、视力减退、耳鸣、恶心等异常感觉。

居家自疗

按摩

1. 用中指指腹按压大椎穴2分钟，力度要适中（图①）。
2. 按摩者用双手小鱼际轻轻击打被按摩者的肩颈部，然后甩动被按摩者的双手臂。
3. 用双手拇指指腹按压风池穴，按压时力度要适中，每次2分钟，至产生酸胀、麻木感为宜。
4. 把双手置于耳部下方以固定颈后部，然后向上提拿头部，头部随着双手的用力，也逐渐向后抬，随后恢复到起始姿态。反复操作5次（图②、图③）。
5. 双手拇指与食指、中指指腹相对用力，拿捏两侧颈部，每次2分钟，动作要缓慢、柔和。
6. 用双手中指指腹按揉颈椎旁线，边按揉边移动，上下反复操作5次。
7. 按摩者双手拇指、食指指腹相对用力，拿捏被

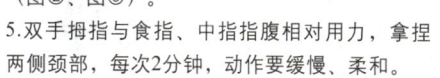

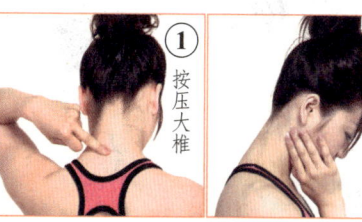

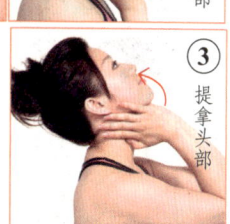

按摩者的肩井穴，反复操作30次，再用食指、中指、无名指沿其颈部正中的颈椎棘突及其两侧颈部肌肉，由上自下进行按压、刮擦，反复操作20次。

8.端坐低头，持按摩板自上而下摩擦颈部，至产生温热感为宜（图④）。

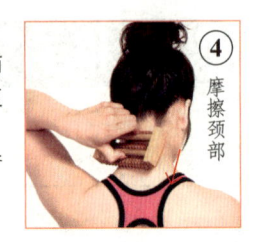

④ 摩擦颈部

小动作自愈操

◎**左右摆动头部**：盘腿端坐，上身挺直，双手自然放于膝盖上，身心放松，目视前方（图⑤），先将头部下垂，下巴尽可能贴向胸口部位（图⑥），接着恢复至起始动作，先后把头转向右方（图⑦）、左方（图⑧），可反复进行操作。

◎**推头部**：双手交叉，置于脑后部，用力往前推头部，而头部则相对用力向后顶，持续4~5秒，恢复至起始姿势，放松1~2秒，再重复进行。反复操作30次。

◎**旋转头部**：盘腿端坐，上身挺直，双手自然放于膝盖上，颈部沿逆时针旋转一圈（图⑨），恢复到起始姿势，再沿顺时针旋转一圈（图⑩），反复进行，可以预防颈椎功能障碍。

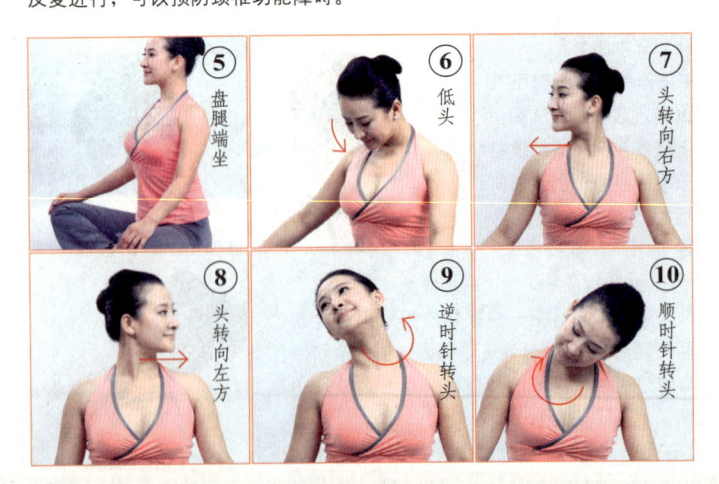

⑤ 盘腿端坐
⑥ 低头
⑦ 头转向右方
⑧ 头转向左方
⑨ 逆时针转头
⑩ 顺时针转头

第二章　循环系统疾病及不适

高血压：导致心脑血管疾病的元凶

症状自诊

【自疗】出现头昏、头痛、心慌、手足乏力等症状。

【急诊】高血压患者如出现剧烈头痛、天旋地转（眩晕）、严重头痛、烦躁、呕吐，并伴有眼前发黑、口齿不清、视力及意识模糊，甚至出现抽搐等症时，则疑为高血压引起的脑部疾病。

【急诊】出现剧烈的头痛，并伴有恶心、视力模糊、意识模糊或记忆力丧失等症状。

居家自疗

美味食疗

◎ **芹菜汁**：取芹菜250克，连根叶一起洗净、切碎，加适量温开水一起放入榨汁机中榨成浆汁，去渣取汁，可根据个人口味加入适量蜂蜜，分两次服用，当日服完。此方可以平肝、清热、调节血压、软化血管。

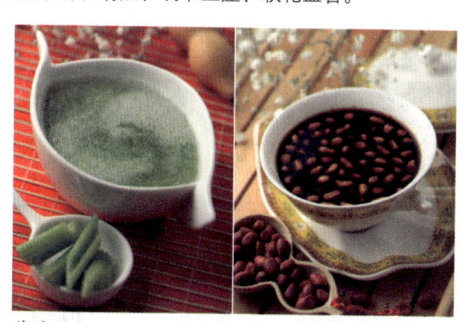

◎ **醋浸花生米**：取花生米100克、醋200克。将带红皮的花生米放入醋中浸泡7天即可。每晚睡前嚼服10粒花生米，症状有所好转后，可隔数日服用1次。本方可以降压、清热、活血、保

芹菜汁　　　　醋浸花生米

护血管壁、预防血栓形成。

◎**鲜萝卜汁**：取萝卜1个，榨汁饮用，每日两次。值得注意的是，经常有胃灼热症状者忌饮。

◎**苹果汁**：取苹果1个，放入榨汁机中榨汁，每日宜饮100毫升。

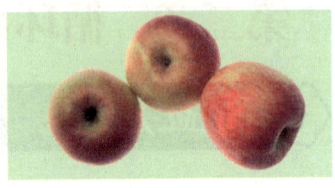

苹果

推荐营养素

◎**芸香素**：芸香素是一种黄酮类化合物，可以和维生素C一起溶解在血液中，使微血管更坚固。其广泛存在于植物的叶子、花和皮中，例如，荞麦种皮中的芸香素含量就非常高。

◎**钾**：钾能促使钠从人体细胞中分离出来，并能改变体液，从而使血压恢复正常、保持心血管健康。此外，钾还能影响血管的坚韧性或抗耐性。含钾的食物有杏干、烤土豆、洋李干、哈密瓜、香蕉、菠菜等。

按摩

1. 用双手拇指指腹按揉印堂穴，反复操作2分钟，力度稍重。
2. 拇指和食指相对用力，由上而下拿捏按揉耳郭，左右各50次（图①）。
3. 用双手拇指指腹分别按揉太阳、攒竹、百会各穴2分钟，力度适中，以有热胀感为宜（图②）。
4. 双手五指分开成爪形，由前发际向后发际抹动，如十指梳头状，反复操作30次，也可用木梳代替手指（图③）。

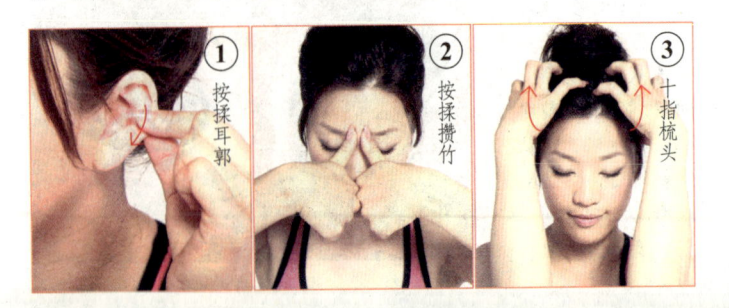

① 按揉耳郭　② 按揉攒竹　③ 十指梳头

5.双手拇指指腹由眉头推至两侧眉梢后的太阳穴,反复操作2分钟。
6.用按摩棒分别按压曲池、内关穴各2分钟(图④)。
7.按摩者一手扶住被按摩者的额头以助力,另一手的拇指、食指相对用力,拿捏被按摩者头部两侧的风池穴,反复操作2分钟,力度适中,以有热胀感为宜(图⑤)。
8.按摩者单手食指、中指、无名指并拢,用三指指腹摩擦被按摩者的涌泉穴,至脚心发热为宜(图⑥)。

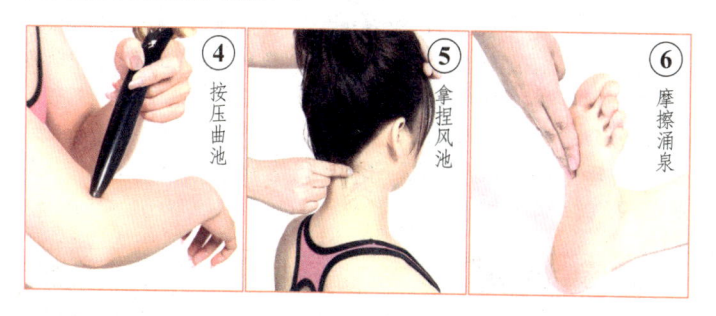

④ 按压曲池　⑤ 拿捏风池　⑥ 摩擦涌泉

小动作自愈操

◎**金鸡独立**：取站姿,双脚并拢,全身放松,双手自然垂直于身体两侧,然后慢慢地将一只脚抬起,保持2分钟后换另一只脚进行。值得注意的是,整个过程中,身体要保持平直。

其他妙招

◎**温泉浴疗法**：进行温泉浴可放松精神,改善大脑皮层和心血管功能,使毛细血管扩张,从而调节血压。

◎**桑叶浴**：取桑叶100克,加水共煮10~15分钟,将煎煮的汁液倒入浴池中,接着再倒入温水兑匀即可洗浴。桑叶具有清热散风、降压明目的功效,可以降压保健。

◎**杭白菊枕**：取杭白菊、冬桑叶、夏枯草各适量,将其制成枕头使用,可调节气血。

◎**环境疗法**：高血压患者宜选择冷色调的工作环境和居住房间。因为冷色调能使人情绪稳定、不易冲动,可调节血压。

◎ **菊花浴**:取菊花250克、玫瑰花150克、麦饭石500克,先将麦饭石加水煎半小时,倒入浴池中,再放入菊花、玫瑰花,待水温降至40摄氏度左右即可入浴。水量以浸没身体为宜。

◎ **吴茱萸凡士林敷法**:取吴茱萸适量,研末,加入适量凡士林,搅拌均匀,每晚临睡前敷于双脚涌泉穴,以纱布固定,次日早晨除去。也可以醋替代凡士林。

◎ **音乐疗法**:经常倾听、欣赏旋律优美、清淡典雅、节奏平稳的音乐,可有效缓解高血压。听音乐时要心神专注,全身放松,每次听音乐时间应控制在1小时左右,每日2~3次。音量应控制在40分贝左右。音乐曲目可选民族乐曲,如《渔舟唱晚》《平湖秋月》《二泉映月》《春江花月夜》等,还可选勃拉姆斯的《摇篮曲》、德彪西的《月光》、圣桑的《天鹅》、海顿的《小夜曲》等。

国医小课堂

如何正确测量血压

◎ **正确的坐姿**。测量血压时,手臂应彻底放松,手指不要攥拳,上臂应平置,将血压计尽量与上臂、心脏放于同一水平线上。

◎ **选择恰当的时间**。不宜在刚刚运动后、吃饭后测量血压。这是因为在心情激动或刚运动完、吃饭后、洗澡后,测量的血压值会偏高,大量吸烟、饮酒及受寒发抖等因素也会影响血压的测量结果。另外,每次量血压前应静坐休息5~10分钟。

◎ **测量的次数**。量血压时,最好在同一部位测量2~3次,每次间隔2~3分钟,记录差值小于5毫米汞柱的两次,再取平均值。例如,第一次血压为126/82毫米汞柱,第二次血压122/80毫米汞柱,最终血压应为124/81毫米汞柱。

◎ **测量的时间段**。尽量在每天的同一时间段测量,因为人的血压在一天之内的变化相对是较大的,严格来说,人的血压每时每刻都是不一样的。因此,要比较血压变化情况或评估降压药物的效果,尽量将测量时间选在每一天相对固定的时刻,以减小误差。

心脏病：危害人类健康的一大杀手

症状自诊

【自疗】感觉心脏跳动剧烈，甚至出现扑动感。
【自疗】感觉胸部发紧或胸痛，甚至出现窒息的现象。
【自疗】出现呼吸短促的现象。
【询医】心脏跳动不规律，且持续时间很长。
【询医】突然出现头晕、头昏、虚弱的症状，甚至出现昏厥。
【自疗】出现与以往不同的胸痛，且持续时间较长。

居家自疗

美味食疗

◎ **豆类**：豆类含有丰富的卵磷脂，可除掉附在血管壁上的低密度脂蛋白，以此降低胆固醇和血液的黏滞性，防止血管硬化，预防心血管疾病，保护心脏。

◎ **菠菜**：菠菜富含可降低患心脏病概率的叶酸。

大豆　　　菠菜　　　大蒜　　　杏仁

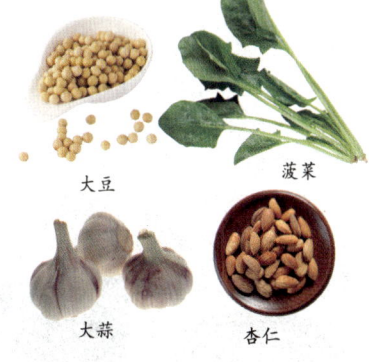

◎ **大蒜**：大蒜是心脏的保健食物，能带走有损心脏健康的低密度脂蛋白胆固醇，降低血小板的黏滞性，阻止血液的凝固，预防血栓的形成。每天吃1～3瓣大蒜，最好是未经加工或未除蒜味的大蒜，对心脏病有很好的预防作用。

◎ **黑巧克力**：黑巧克力能够防止血小板凝结成块，促进血液流畅，从而预防心脏病。值得注意的是，黑巧克力不宜食用过量，尤其是奶油和糖类含量较高的巧克力制品更要少吃。

◎**杏仁**：杏仁不但富含蛋白质，还含有维生素E和精氨酸。其功能是疏通血管，防止血小板凝结，降低心脏病带来的危害。

◎**蚕豆冬瓜汤**：取蚕豆60克，冬瓜30～60克，加3碗清水一起放入砂锅中，用小火煎至汤汁只剩1碗，去渣取汁，每日饮用1次。此方对心脏病引起的水肿具有缓解作用。

◎**豌豆苗饮**：取豌豆苗适量，洗净，捣烂榨汁。每天温服半杯。

◎**水煎花生壳**：取花生壳适量，用清水洗净，加水煎制即可。每次服50～100克。

◎**香菇饮**：取干香菇3～4个，加5杯水共同煎煮，煮至剩1/3水时关火。饭后饮用。

◎**玉米粳米粥**：取玉米、粳米各适量，先将玉米研成细末，加粳米和适量清水共煮成粥，食用时可根据个人口味加入适量白糖。此粥具有宁心和血、调中开胃的作用。

◎**玉米须树根汤**：取茶树根、山楂根、玉米须和荠菜花各50克，加水共煎成汤，每日1剂。

◎**川芎红花茶**：取川芎、素馨花各6克，红花1克，茶叶15克，茉莉花1.5克。将川芎和红花焙黄研末，用过滤纸袋装，并与其他材料加水共泡成茶，每日饮用1～2次。本方对心脏病引起的胸闷、心悸、夜寐不安、头晕、头痛等症有一定的疗效。

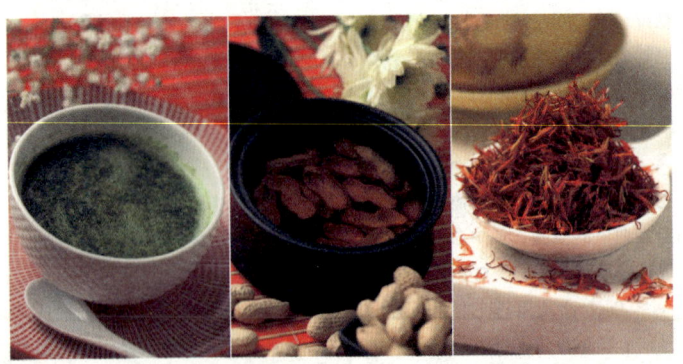

豌豆苗饮　　　　水煎花生壳　　　　红花

◎ **车前子饮**：取车前子适量，加5杯清水，共同煎煮，煎至剩一半水时关火。此方可改善心脏功能。值得注意的是，虚滑精气不固者慎饮此茶。
◎ **丹参茶**：取丹参9克、绿茶3克。先将丹参制成粗末，与茶叶加沸水共冲泡10分钟即可。每日1剂，不可常饮。
◎ **山楂茶**：取绿茶1克、山楂片25克，加400毫升水，共煮5分钟即可。每日服用1剂，分3次温饮。此茶适用于血脂偏高的心脏病患者。
◎ **树根饮**：取老茶树根、榆树根各30克，茜草根15克，加水共煎即可。每日服用1剂，每4周为一个疗程。

按摩

1. 早上醒后，保持躺卧姿势，用两手指尖对腹部进行按压。
2. 心俞穴主心，可用拇指指腹或食指指腹按摩此穴。
3. 用一手拇指指腹或食指指腹按压另一手的劳宫穴。此动作可随时按压，也可每天在早、晚的固定时间按压。
4. 用一只手拇指指腹或食指指腹按压另一只胳膊腋下的极泉穴，经常按压，有助于改善心脏的血液循环。
5. 用拇指指腹或食指指腹按摩神堂穴，以缓解由心脏功能不佳而导致的气喘、胸闷症状。
6. 手掌朝上，弯曲手肘，在肘关节的内侧可触摸到一条硬筋，曲泽就位于硬筋内侧与肘部横纹的交接点上，左右各一个，可用手指指腹经常对此穴位进行按摩。
7. 三阴交位于内踝向上4指宽胫骨边缘处，可常用拇指按压。值得注意的是，妊娠期不要按压此穴位。

小动作自愈操

◎ **重叠呼吸**：先用鼻子连续吸气两次，然后再由嘴连续哈气两次，此动作可随时进行，长期坚持，可改善心脏的血液循环，预防心脏疾病的发生。
◎ **下蹲运动**：取站位，双脚分开与肩同宽，上身挺直，目视前方，双手叉腰，抬起脚跟，重心落在前脚掌上，慢慢地屈膝下蹲。在下蹲的过程中,上身尽量保持直立,避免前倾。反复操作20次。需要注意的是,血压偏低或者血压偏高的人不宜进行此动作。并且,下蹲程度也应因人而异,身体条件较好的人可以全蹲,蹲下后保持1~2秒再起立;老年人可以半蹲,甚至在开始时只略做屈膝状,再逐渐加大下蹲深度。

用鼻子吸气

◎**用嘴吐气**:先用鼻子缓缓地吸入一小口气(右图),然后再用嘴缓缓地向外吐气。值得注意的是,吐出的气要比吸的气更多,因为这样可以更多地排出体内的废气。此种方法能改善心脏功能。

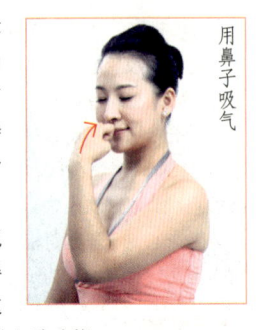

◎**踢小腿**:取站位,双手按在桌子上以助力,慢慢抬起右脚,用右脚的脚面踢打左腿的小腿部位,反复操作20次,然后换腿进行。需要注意的是,老年人在进行这项活动时,一定要确保站稳。

其他妙招

◎**避免暴怒**:人在暴怒时,交感神经会处于高度兴奋状态,从而使肾上腺素及去甲肾上腺素大量释放,导致心跳过速、血压飙升、冠状动脉挛缩、冠状动脉内壁黏附的斑块滑落。另外,脱落的斑块可形成"栓子",堵住冠状动脉血管腔,使心肌获取不到足够的血氧供应,从而导致疾病发生。因此,预防心脏病应从安抚情绪开始。

◎**午间小憩**:若有条件可睡半小时午觉,可以大大减少患心脏病的概率,对男性的影响尤为显著。所以,即使在上班期间,也应在午饭后争取时间小憩片刻。

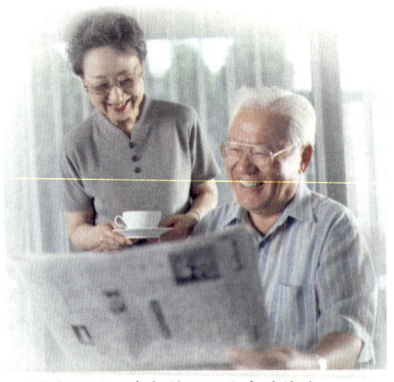

保持愉悦的心情有利于心脏病的防治

动脉粥样硬化：危害极大的全身性疾病

症状自诊

【询医】出现心绞痛，并伴有胸部紧缩感和压迫感，此乃冠状动脉粥样硬化的征兆。

【急诊】初发心绞痛或稳定型心绞痛发展至不稳定心绞痛。

【急诊】皮肤苍白并出现溃疡，休息时腿脚突发剧烈疼痛，此乃冠状动脉粥样硬化的严重现象。

【急诊】突发性局部偏瘫，一侧肢体刺痛或是麻木，并出现失语现象。

居家自疗

美味食疗

◎**大蒜**：大蒜富含挥发性生物素，可消除积存在血管中的脂肪，具有明显的降脂作用，是预防高血脂和动脉粥样硬化的食疗佳品。

◎**醋**：每天喝醋少许，可以减少血液疏通的阻塞，预防动脉粥样硬化。

◎**黑芝麻**：黑芝麻中的维生素E能够维持血管壁的弹性。但是由于黑芝麻的很多营养成分藏在种子里，所以必须破壳食用效果才最佳。建议先炒一下，使其爆开或是将黑芝麻打磨成粉后再食用。

◎**红薯**：红薯可为人体提供大量的胶原和黏多糖类，令动脉血管保持原有弹性。

◎**玉米油**：玉米油富含不饱和脂肪酸和亚油酸，有助于人体脂肪及胆固醇的正常代谢，减少胆固醇在血管中的沉积，软化动脉血管，预防动脉粥样硬化。

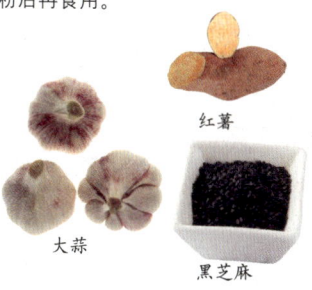

红薯

大蒜

黑芝麻

◎**海鱼**：海鱼的鱼油富含不饱和脂肪酸，有降血脂的功效。临床研究表明，多食鱼者，其血浆脂质可明显降低。

◎**苹果**：苹果富含多糖果酸、类黄酮、钾、维生素E和维生素C等营养成分，可更快地分解积蓄在体内的脂肪。

◎**黑醋泡大蒜**：取大蒜500克、黑醋800毫升。大蒜剥皮、洗净、擦干水，然后和黑醋一起放入瓶子或可以密封的坛子里，盖上盖子，放置1个月即可。每天食用1～2瓣大蒜，并适量食用黑醋。值得注意的是，在阴凉处存放期间，需要每天摇一摇瓶子，以使大蒜腌匀。

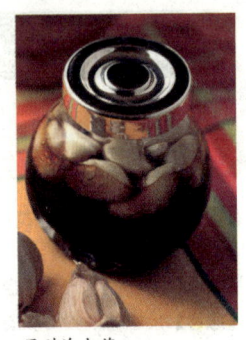

黑醋泡大蒜

◎**冰糖醋饮**：取醋100毫升、冰糖500克，将冰糖倒入醋中溶化。饭后服用，每日3次，每次10毫升。

◎**红枣燕麦粥**：取红枣50克、燕麦片100克。先将红枣去核，加约500毫升水煮沸，放入燕麦片搅匀，再煮3～5分钟即成。

◎**燕麦薏米银杏粥**：取燕麦、薏米各半杯，银杏1大匙，豆浆3杯。将燕麦、薏米分别洗净，用水浸泡约1小时，再用大火将豆浆、燕麦和薏米煮开，加入银杏，改为小火，炖煮至粥稠即可。此粥可作为晚餐食用。燕麦、薏米都含有丰富的膳食纤维，适量多食可以促进低密度脂蛋白胆固醇的排出。

◎**鸡蛋桑寄生饮**：取生鸡蛋2个、桑寄生5～30克，加水同煮，蛋熟后去壳再煨片刻。本方适用于原发性高血压或动脉粥样硬化性高血压者饮用。

推荐营养素

◎**多酚类化合物**：血液中的胆固醇增高，容易引起动脉粥样硬化。而多酚类化合物可以抑制活性氧的作用，预防胆固醇的变性。其一般存在于植物的叶子、花、果实、种子、皮和茎中，具有十分强效的抗氧化作用。

低血压：血压太低也是病，及时缓解控病情

症状自诊

【自疗】精神倦怠、四肢无力并伴有失眠健忘、头晕头痛等症。
【自疗】出现心慌、胸闷的症状，并且食欲差，经常恶心呕吐，体重迅速下降。
【自疗】身体瘦弱，时常感觉口渴，女性会出现便秘、月经不调等症。
【询医】症状会突然加重，甚至出现昏厥。

居家自疗

美味食疗

◎ **桂圆**：桂圆富含多种对人体健康有益的营养元素，如葡萄糖、蔗糖、维生素A、B族维生素、蛋白质、脂肪和多种矿物质等。

◎ **红枣**：红枣富含人体必需的多种维生素和氨基酸、矿物质，能使血液中的含氧量增强，具有益气养血、滋养全身细胞、增强机体免疫力的作用。

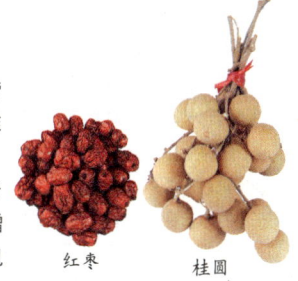

红枣　　桂圆

◎ **乌鸡黄芪汤**：取乌鸡1只，黄芪、当归各60克，红糖150克。将乌鸡洗净，在鸡腹中放入黄芪、当归、红糖，将其隔水蒸熟。每半个月食用1次，两个月为一疗程。此方适用于由多种原因引起的低血压。值得注意的是，气滞湿阻、食积停滞以及阴虚阳亢者均禁服黄芪；大便泄者、风寒未消、恶寒发热者慎用当归。

◎ **红枣沙参汤**：取红枣10颗，沙参15克，生地黄、熟地黄各10克，蜂蜜适量。将红枣、沙参、生地黄、熟地黄放入炖盅中，加适量清水隔水炖3小时，食用时可根据个人口味添加适量蜂蜜。每日1剂，分两次服用。此方可益气补虚、养血补血、促进血液循环，有效缓解低血压。值得注意的是，虚寒证者忌用沙参；脾虚泄泻、胃虚食少、胸膈多痰者慎用生地黄与

熟地黄，糖尿病患者应减少红枣的用量。

◎**乌鸡粳米粥**：取乌鸡1只、粳米50克。先将乌鸡洗净、切块，炖1小时，取适量鸡汤与粳米共煮成粥，早晚服食。

◎**白参鹿茸酒**：取白酒500克、白参50克、鹿茸5克。将白参、鹿茸浸泡在白酒中，一个月后饮用。每次服25克，每日1~2次。

◎**当归黄芪饮**：取鸡蛋3个，当归、黄芪、红枣各30克。将所有材料加水同煮。每次吃1个鸡蛋，饮用适量汤。本方可缓解低血压引起的食欲不振、易倦、健忘及月经不调等症。

按摩

1. 用拇指指腹分别按揉气海、关元穴各10分钟（图①）。
2. 被按摩者俯卧，按摩者用手掌沿其背部脊柱从下往上进行推摩，反复操作3次（图②）。
3. 按摩者将掌心放在被按摩者的肚脐上方，沿顺时针方向或逆时针方向按摩2分钟。
4. 用拇指指腹分别按揉神门、内关、足三里各2分钟（图③）。
5. 按摩者用拇指指腹分别按揉被按摩者的中脘、天枢、三阴交、涌泉穴各2分钟。
6. 按摩者拇指和食指、中指相对用力，由下向上提捏被按摩者的脊柱两旁，反复操作10次（图④）。
7. 如突然发病，可速用拇指尖重掐人中穴2分钟。
8. 用拇指指腹按揉头顶百会穴，沿顺时针及逆时针方向各按揉50圈。每天2~3次，10天为一个疗程。
9. 用橡皮锤或拳头轻轻敲打足底15~20分钟，接着旋转脚踝15~20分钟，每天2次。
10. 无法起床的低血压者，家人可用木棒用力按压其脚跟。

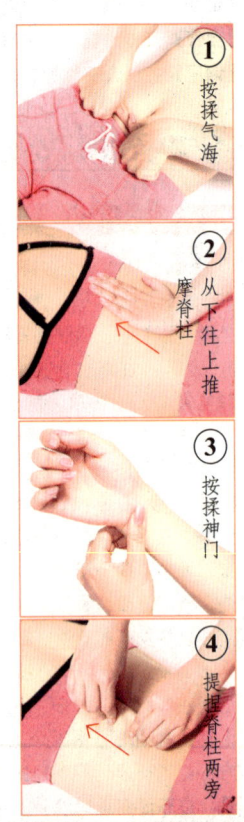

① 按揉气海
② 从下往上推摩脊柱
③ 按揉神门
④ 提捏脊柱两旁

第三章 呼吸系统疾病及不适

感冒：掌握驱病窍门，不让感冒来袭

症状自诊

【自疗】感觉鼻子或喉咙干燥，频频打喷嚏，并出现大量水样鼻涕，此乃普通感冒的症状。

【自疗】感觉寒冷，出现高热、头痛的症状，肌肉和关节也感觉酸痛，四肢疲乏无力，并伴有流鼻涕、咳嗽、咳痰、咽喉痛等症状，此乃流行感冒的症状。

【询医】频繁流鼻涕，鼻涕呈黄色黏稠状，并时常鼻塞。

【询医】咽喉感觉疼痛，出现咳嗽、发热症状。

【询医】出现腹泻、腹痛等消化系统症状。

【急诊】发热时体温上升到 38 摄氏度以上。

居家自疗

美味食疗

◎ **葱**：葱含有的硫化物具有很强的刺激性气味，能促进消化液的分泌，并具有暖身功效，适用于食欲不佳的感冒者。

◎ **木瓜**：木瓜含有丰富的维生素A和维生素C，不仅可以预防感冒，而且对于感冒初期的患者还有很好的辅助治疗作用。需要注意的是，木瓜要买新鲜的，否则糖分过高反而易使患者生痰，使感冒加重。

◎ **香菇**：香菇富含B族维生素、铁、钾、维生素D，可以改善感冒初期的发热、咳嗽等症状。

◎ **姜**：姜的辣味和香味具有很强的发汗及解热作用，并能够暖身、调节肠胃，适用于痰多咳嗽、咽喉痛的感冒者。

◎ **白萝卜**：白萝卜能够促进胃肠道的消化吸收作用，并具有消炎的作用，可缓解感冒患者的顽固性鼻塞症状。

◎**菊花**：菊花有缓解黏膜干燥的作用，在秋冬交替季节时常喝菊花茶，可以预防感冒。因为这时期体内津液耗损、身体较燥，会导致鼻黏膜对抗病菌的能力下降。

◎**百里香**：百里香具有杀菌、去痰、止咳、消除疲劳的作用。

◎**葛根汤**：取葛根6克，升麻、秦艽、荆芥、赤芍各3克，苏叶、白芷各2.4克，甘草1.5克，生姜2片。将所有材料一起放入锅里，加水共煎即可。此方可发汗解表。

◎**麻黄汤**：取麻黄9克，桂枝、杏仁各6克，甘草3克，生姜、葱白、豆豉各适量。将所有材料加水，共煎即可。此方可以辛温发汗、祛风解毒。

◎**小青龙汤**：取麻黄（去节）、芍药、桂枝（去皮）、半夏各9克，细辛、干姜、炙甘草、五味子各6克。先煮麻黄，去浮沫，再加入其他诸药共煮，大火煮沸后改用小火熬煮，去渣取汁即可。值得注意的是，阴虚干咳无痰或痰热患者不宜服用。

◎**当归生姜羊肉汤**：取当归1片、生姜10克、羊肉500克、盐适量。先用热水将羊肉汆烫、去沫、洗净；生姜去皮、切片。再将羊肉、当归与生姜放入锅内，加水至没过食材，先用大火煮至水滚再转小火熬煮，煮至羊肉熟透后，根据个人口味加盐调味即可。当归可补血活血，生姜可温胃补阳气，所以此方适用于感冒期间体虚的患者。

◎**人参莲子汤**：取人参7克、莲子10颗。先用水将莲子泡2小时，再将其与人参一起放入锅内，加

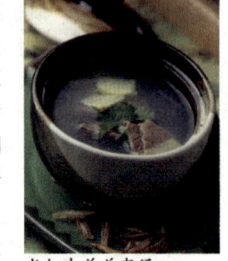

当归生姜羊肉汤

入约200毫升水共煮，至莲子熟透即可。此汤可润肺止咳，对于因感冒引起的干咳有很好的辅助疗效。

◎**当归黄芪鸡**：取当归2片、黄芪10克、鸡半只、盐适量。先将鸡切块、用水汆烫、去沫、洗净；再将其及其他材料一起放入锅内，加水没过食材，先用大火煮至水滚再转小火熬煮，至鸡肉熟透后，加盐调味即可。

◎**百合红枣汤**：取新鲜百合35克（或干百合17克）、去核红枣10颗、红糖适量。将百合和红枣放入锅内，加入500毫升水，先用大火煮至水滚再转小火熬煮，煮至百合熟透，加红糖调味即可。此汤可润肺止咳。

◎ **桂圆姜汤**：取桂圆10个、姜3片，加500毫升水共煮，水滚后关火。

◎ **干香菇汁**：取干香菇3～4个，洗净，倒入1000毫升温水中冲泡，待香菇泡软后，连同泡香菇的水一起放入锅中煮至最初的一半即可。可根据个人口味加入少许蜂蜜。

◎ **葱白糯米粥**：取糯米50克、葱白7根、生姜末6克，先将糯米煮成粥，起锅前倒入葱白和姜闷盖片刻。食粥后宜盖被静躺至出汗。

◎ **生姜茶**：取老茶叶10克、生姜3片，加水共煮成汁即可。

◎ **白萝卜葱白汁**：取白萝卜250克、葱白头7根，加水共煎成汁，可代茶常饮。

推荐营养素

◎ **维生素C**：人体每天必须摄取一定量的维生素，如果长期达不到要求，就会引起各种疾病。例如，如果大量缺乏维生素C，会使人体免疫力降低，尤其是在感冒高发时节，极易患上感冒。

按摩

1. 用拇指指腹或中指指腹按摩太阳穴，可以舒张头部血管，缓解因感冒引起的头痛。
2. 用拇指或食指按合谷穴，用力要稍重，至人体出汗为宜。
3. 双手握拳按压腰部肾俞穴，每次5～10分钟。
4. 用拇指指腹或中指指腹按摩迎香穴，可以减轻由感冒引起的流鼻涕、鼻塞等症状。
5. 按摩者用拇指或食指点按被按摩者内关、外关穴，用力要稍重（图①）。
6. 用拇指指腹或中指指腹按摩印堂穴可减轻由感冒引起的鼻子发炎等症状。
7. 按摩者用掌心摩擦被按摩者的前额，反复操作10次。
8. 双手握拳击打双腿足三里穴，每次击打2～3分钟（图②）。
9. 用拇指指腹或中指

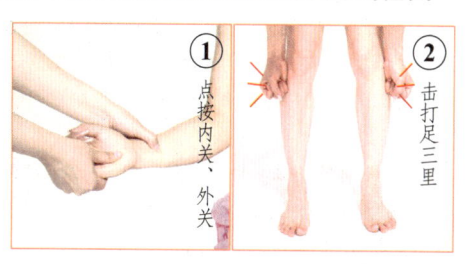

① 点按内关、外关

② 击打足三里

指腹按摩列缺穴可以缓解由感冒引起的咳嗽症状。

10.手掌伸直,五指并拢,沿鼻翼两侧从前额发际向下颌摩擦,自上而下反复20次(图③)。

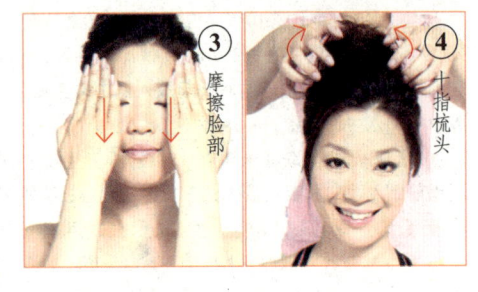

11.按摩者将手张开成爪形,从被按摩者前发际向后发际做10次梳头动作(图④)。

小动作自愈操

◎ **冷水洗脸**:用冷水洗脸时,一定要先手捧冷水把脸浸湿(图⑤),然后再用双手搓脸(图⑥)。当脸上有汗时不宜马上用冷水洗脸,应待汗干后再洗。如果不习惯用冷水洗脸,可先倒入稍温的水,然后再逐渐降低水的温度。

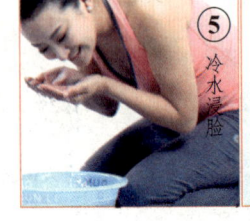

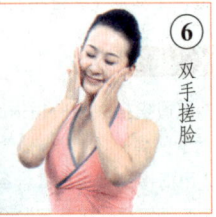

其他妙招

◎ **百里香漱口**:百里香酚、香荆酚精油是百里香的主要组成成分,其中百里香酚的杀菌效果极为显著。因此,用熬煮过的百里香汁或是百里香红茶漱口,不仅能有效杀死附着在喉咙黏膜的感冒病毒,还有助于排出痰液。

◎ **叶子提取物蒸法**:将大叶桉、冬青、薄荷的新鲜叶子放在碗里,冲入开水浸泡一会儿,再用一块毛巾浸在汁液中,待浸透后将毛巾取出,拧干些盖住头部,以此进行治疗。

咳嗽：润肺止咳，让肺部自由扩张

症状自诊

【自疗】感冒引起的轻微咳嗽。
【询医】咳嗽持续1周以上。
【询医】咳出黄绿色痰、粉红色痰或铁锈色痰，此乃较为严重症状。
【询医】长时间持续咳嗽，并伴有声嘶、咽痛、气短、喘息、胸痛、胸闷、发烧等症，此为严重症状。

居家自疗

美味食疗

◎ **橘子**：橘子富含维生素C。维生素C能防止氧化损伤、提高免疫力、止咳化痰。

◎ **芹菜**：芹菜的特殊气味和成分不仅具有放松喉咙肌肉的功效，还具有强力抗氧化的作用。有很多止咳的中药的成分中都有芹菜。

◎ **白萝卜**：白萝卜不仅具有抗菌及帮助消化的功能，还具有消炎止咳的作用。

◎ **糖煮花梨**：取花梨400～600克、砂糖200克。将花梨洗净，去皮，切成小块，放进锅里，倒入水、砂糖，用大火煮滚后转为小火慢煮，煮到水分是原来的一半即可。此法可化痰止咳。

◎ **柴朴汤**：取柴胡、独活、前胡、黄芩、苍术、厚朴、陈皮、半夏曲、白茯苓、藿香各3克，甘草0.9克，生姜适量。将所有材料一起放入砂锅，加入400毫升水共煮，大火煮沸后改为小火熬煮，当熬煮剩200毫升水时即可。此汤能够健脾补气、润肺止咳。

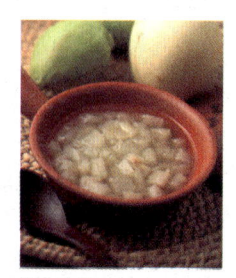

◎ **玉米须陈皮饮**：取玉米须30克、陈皮10克。

糖煮花梨

将两者放入锅中,加入适量水共煎。此方有助于缓解咳嗽所带来的不适。

◎**橘子酒**:取橘子1000克、冰糖300～500克、白酒（55度以上）1800毫升。先将橘子连皮泡在水里,然后洗净,去蒂后从中间切开,将冰糖、橘子、白酒依次放入宽口径的瓶子里密封,放置1个月即可。此酒可润肺止咳。

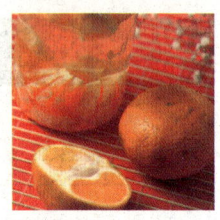

橘子酒

按摩

1.用手指按压天突穴上方,能产生较强烈的咳嗽反应,促使痰液咳出。

2.手掌向上,手肘弯曲时,在肘内关节会浮现硬筋,尺泽穴就位于这条硬筋的拇指侧凹陷处。当咳嗽导致背部肌肉收缩,甚至引起痉挛时,可按压尺泽穴以缓解疼痛。

3.耳垂后方有一块突起的骨骼,翳风穴就位于此骨骼前方的小凹陷中,左右各一个。当咳嗽严重时,可按掐翳风穴,每日数次,每次1～3分钟,有暂时止咳的作用。

小动作自愈操

◎**咽喉运动法**:紧闭嘴巴,将舌头在口内平行往前伸展,且脖子两边淋巴结鼓起。此动作有助于强化气管与肺部,能有效改善肺病及咽喉炎症等。

◎**绕舌头法**:用舌尖沿着上下排牙齿的外侧绕圈（右图）。

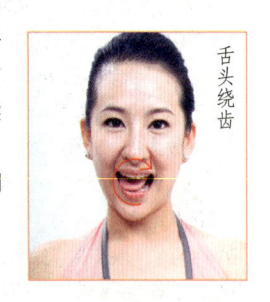

舌头绕齿

其他妙招

◎**芳香精油疗法**:在咽部、胸部涂抹桉树精油,可改善呼吸困难,并能够减轻咳嗽、提高睡眠质量。

◎**蒜泥敷涌泉**:取大蒜数瓣,捣烂成泥,敷于足底中线前1/3中间凹陷处的涌泉穴,外贴麝香解痛膏,每晚更换。

鼻窦炎：影响人体正常呼吸的疾病

症状自诊

【自疗】眼球后出现受压感。
【自疗】面部出现胀感。
【自疗】出现发热、牙痛症状。
【自疗】鼻塞，鼻腔呼吸困难，通常要通过嘴巴进行呼吸，并且鼻腔中有难闻气味。
【询医】病情于1周内未见好转。
【询医】鼻窦炎两次发作时间间隔越来越短，症状越来越严重。
【询医】鼻窦炎蔓延至眼眶（眼眶蜂窝组织炎）。
【询医】1年内复发3次以上。

居家自疗

美味食疗

◎ **白扁豆**：白扁豆具有消暑除湿、止渴止泻、解毒的作用。
◎ **柴胡桂枝汤**：取桂枝（去皮）、黄芩、人参、芍药、生姜各4.5克，炙甘草3克，半夏7.5克，红枣6颗，柴胡1.2克。将所有材料放入锅里，加入700毫升水，先用大火煮沸，然后再改用小火煮，最后煮至剩下300毫升时关火，然后除去渣饮汁即可。
◎ **辛夷花汁**：取辛夷花15克，放入砂锅内，加2碗清水，煎至剩1碗水即可。
◎ **姜水**：取姜适量，切片，加1杯水共煮，先用大火煮，水沸后，小火继续煮10~15分钟，去渣取汁即可。

按摩

1.被按摩者俯卧，按摩者用手掌自上而下抓捏被按摩者的颈后以及背部后正中线两侧，反复5次，再从被按摩者的颈部向两侧肩部做提拿动作，反复5次。

2.拇指与食指相对用力，自上而下摩擦鼻翼两侧（图①）。

3.按摩者双手中指指腹由被按摩者的鼻部两侧自上而下反复进行对揉、对捏，每次5分钟（图②）。

4.被按摩者取仰卧位，按摩者用双手拇指指腹从被按摩者的印堂向两侧太阳穴推按，推按时用力要稍重，反复10次（图③）。

5.用左手拇指和食指按住鼻梁两侧靠近眼睛的地方，同时用右手的手指和手掌根部抓住颈椎两侧的肌肉，双手同时进行按压约1分钟。

6.两手拇指微屈，其他四指轻握拳，用拇指背互相擦热后，沿鼻梁两侧上下往返摩擦24次。

7.用手指刮鼻梁，从上向下反复刮10次。

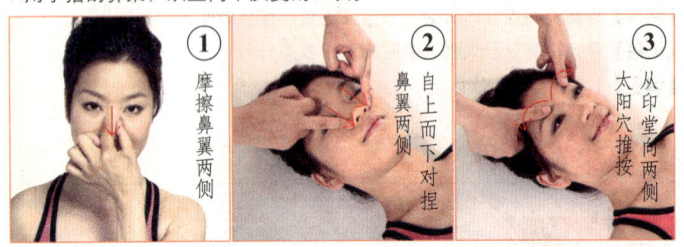

① 摩擦鼻翼两侧
② 自上而下对捏鼻翼两侧
③ 从印堂向两侧太阳穴推按

其他妙招

◎ **蛋黄冰片汁滴鼻**：取鸡蛋1个，先将鸡蛋洗净，取蛋黄，然后再取少许冰片和鸡蛋黄放在一起搅匀，最后用此药汁进行滴鼻。每日1～2次，每次1～2滴。

◎ **薄荷包敷法**：把薄荷包或桉树植物包敷于鼻窦处即可。

◎ **精油疗法**：吸入桉树属植物或麝香草等精油可使堵塞的鼻孔通畅。

◎ **柑橘油抹法**：直接用柑橘油轻轻试抹于鼻道即可。

◎ **薰衣草油抹法**：将薰衣草混于植物油中，轻轻擦抹于鼻道。

◎ **混合油抹法**：将茶树、桉树和薄荷3种植物香精成的混合油抹于鼻道，可以清除鼻腔里的黏液并起到消炎的作用。

扁桃体炎：远离扁桃体炎，轻松进食

症状自诊

【自疗】感觉咽喉痛，出现低热、头痛等症状。

【自疗】扁桃体出现红肿或出现白色分泌物和斑点。

【自疗】颈颏下淋巴结肿大，一触即痛。

【询医】少儿出现扁桃体炎，并开始流涎、伴有呼吸困难。

【询医】少儿夜间呼吸困难，呼吸时有异样声音或者夜间睡眠时呼吸出现暂停现象，此乃腺瘤疾病或扁桃体过度生长的征兆。

【询医】如果少儿的扁桃体炎经常复发，应进行外科切除手术。

居家自疗

《美味食疗》

◎ **橙子**：橙子能有效缓解咽喉不适，对于扁桃体炎有很好的辅助疗效。

◎ **金橘**：金橘能抑制咽喉痛，是缓解咽喉痛的代表性水果之一。

◎ **黑豆**：黑豆是豆类中的极品，有很高的药用价值，对于扁桃体炎及感冒引起的咳嗽、声音沙哑、咽部肿痛有很好的疗效。

◎ **蜂蜜**：蜂蜜能缓解咽喉的疼痛，但一定要买纯蜂蜜。

◎ **橙子冰糖酒**：取橙子3个、冰糖150～200克、白酒（35度左右）900毫升。先将橙皮连同里面的白筋一同剥掉，将果肉切成厚圆片，然后把果肉和其他材料一起放入宽口径的瓶子里，1个月后去掉果肉饮用即可。此方能有效缓解咽喉不适。

◎ **黑豆糖饮**：取黑豆20克、红糖少量。先将黑豆用中火煸炒，接着加入300毫升水，将水熬至剩一半时加入红糖。此方能有效缓解扁桃体炎所带来的不适。

◎ **甘草虎耳茶**：取虎耳草10克、甘草2克。先把虎耳草的叶子清洗干净，然后切成2厘米大小的片，在太阳下晾晒2天，之后慢慢阴干。把晾干的虎耳草叶子和甘草混在一起,加入360毫升水,用小火慢慢地熬,熬至水剩下一半时即可。分3次饮完,在饭前空腹饮用。

按摩

1. 将双手拇指指腹放于喉结两旁,左手按压右侧喉结,右手按压左侧喉结,然后双手由下而上向锁骨上窝推揉,反复操作20次(图①)。
2. 拇指和食指、中指相对用力,对捏后颈大椎穴及其周围,一张一弛,反复30次(图②)。
3. 按摩者用双手拇指指腹按压被按摩者的风池、天鼎、人迎穴,按压时力度要适中,每穴3分钟(图③)。
4. 取坐位,用中指指腹按压水突、天突,按压时力度要适中,每穴3分钟,至感觉酸胀为宜(图④)。

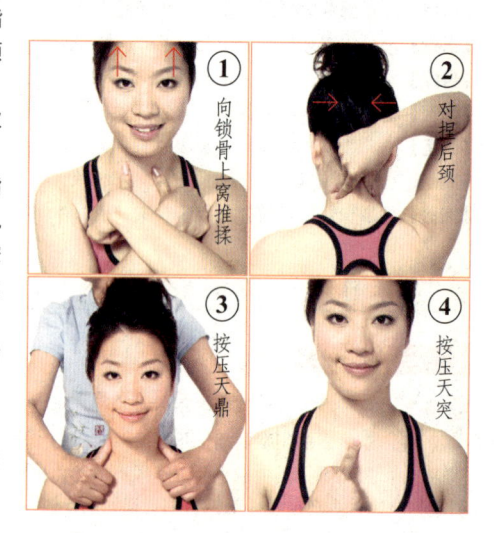

① 向锁骨上窝推揉
② 对捏后颈
③ 按压天鼎
④ 按压天突

其他妙招

◎ **蒸汽疗法**:水蒸汽可以帮助咽喉恢复湿润,促进扁桃体炎的痊愈。具体做法:准备一碗热水,将脸靠近热水,吸入蒸汽5分钟,每天可进行2~4次。

◎ **茶叶敷法**:将浸过毛蕊花茶、鼠尾草茶、百里香茶或牛膝草茶的敷布放在咽喉部即可。

◎ **中药含漱法**:取玄参、大青叶各10克,黄芩5克,薄荷(后下)3克,水煎含漱即可。

支气管炎：赶走炎症，让支气管恢复健康

症状自诊

【自疗】出现持续性的咳嗽，痰呈黄色、白色或绿色。此乃慢性支气管炎。
【自疗】发热、体冷、胸痛并有紧绷感。
【自疗】深吸气时胸骨下段疼痛。
【询医】寒战、咳嗽、发热等症状加剧，且痰量增加并呈脓状。
【询医】咳嗽非常严重，已影响到睡眠及日常活动，并于1周内出现脓痰或黏液脓性痰，痰量明显增多，咳、喘等症状也加剧。

居家自疗

美味食疗

◎**甘草蜜茶**：取甘草6克、醋10毫升、蜂蜜30克。先将甘草和醋用沸水冲泡，然后根据个人口味加入适量的蜂蜜。此方对于慢性支气管炎所引起的咳痰症状有很好的缓解作用。

◎**萝卜干汁**：取萝卜干3片、鸡蛋1个、绿豆适量。先将鸡蛋洗净，再将其和萝卜干、绿豆一起放入砂锅，加适量水用小火炖煮，至蛋熟取出鸡蛋去壳，再煮至豆烂即可。此方适用于支气管炎、支气管哮喘等疾病。

◎**甘蔗山药饮**：取山药、甘蔗各100克。先将山药和甘蔗分别榨汁，然后把山药汁和甘蔗汁混合一起拌匀即可。每次饮用15毫升，每日两次。

◎**醋糖水**：取鸡蛋2个、蜜糖100毫升、醋15毫升。先将鸡蛋打入蜜糖里，然后加入醋及适量清水搅拌均匀，用大火煮沸即可。

◎**芡实粳米粥**：取粳米、芡实各50克，加水共煮成粥即可。

◎**南瓜糖水饮**：取南瓜500克、红枣18颗、红糖适量。先将南瓜削皮、红枣去核，加水共煮，待材料熟烂之后，再加入红糖进行调味即可。此饮品能有效缓解支气管哮喘症，尤为适用于老年人慢性支气管炎。

◎**陈皮末鱼汤**：取活鲫鱼250克、陈皮末30克、红糖20克。先将鱼洗净，

再将陈皮末、红糖纳入鱼腹中隔水蒸熟即可。每日食用1次，连服3天。

◎ **百合粳米粥**：取粳米50克，百合20克，两者加水共煮成粥即可。

◎ **五味子浸鸡蛋**：取鸡蛋14个，五味子250克。先将五味子水煎，取汁液装入宽口的瓦罐内，之后再将鸡蛋浸入，将其密闭封存，7天以后取出，用沸水煮10分钟即可食用。值得注意的是，食用前应检查鸡蛋有无变质。

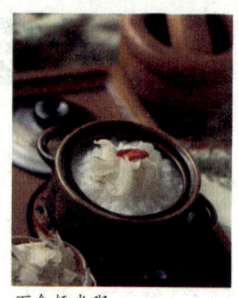

百合粳米粥

◎ **花生衣水**：取花生衣100克，加水适量煎4小时，过滤取汁，服用时加糖调味，连服10日。

◎ **蒜醋糖**：取大蒜250克、醋250毫升、红糖90克。将大蒜去皮捣碎，将糖溶解在醋中，将捣碎的大蒜泡入糖醋中1周。每次饮用1汤匙，每日3次，温开水送服。

按摩

1.双手四指并拢，分别放于同侧剑突旁，沿肋分推，注意分推时力度要适中，每次1~3分钟。

2.双手重叠，掌心朝内，放于上腹部沿顺时针按摩，力度适中，每次2分钟，至感觉发热。

3.双手握拳，将拳背第二、第三掌指关节放于脾俞穴、胃俞穴上进行按揉，力度适中，每次2分钟（图①）。

4.取坐位，腰挺直，全身放松，双目微闭，呼吸调匀，双手重叠，掌心朝内放于小腹上，静坐2分钟（图②）。

5.上肢绕到对侧肩，用中指指腹按揉肺俞穴，按揉时力度要适中，每次1分钟，以感觉酸胀为宜（图③）。

6.一侧拇指分别按揉对侧尺泽、列缺穴，其余四指环抱肘后、腕关节以助力，力度适中，以感觉酸胀为宜。双手交替进行（图④）。

7.被按摩者取坐位，按摩者双手摩擦生热后，用掌心摩擦被按摩者的上肢40次，力度要适中（图⑤）。

8. 双手中指指腹按揉对侧中府穴，力度适中，每次1分钟，以感觉酸胀为宜（图⑥）。

9. 被按摩者取仰卧位，按摩者立于一侧，双手分开成爪形，沿其肋骨的走向来回摩擦，反复操作40次，力度适中，以感觉微热为宜（图⑦）。

10. 按摩者一手用手指揉拿被按摩者的颈项部，与此同时，另一手用掌心按揉被按摩者的背部，由上而下反复20次，力度适中，以感到微热为宜。

11. 被按摩者取俯卧位，按摩者用拇指指腹按压被按摩者的大椎穴，每次2分钟（图⑧）。

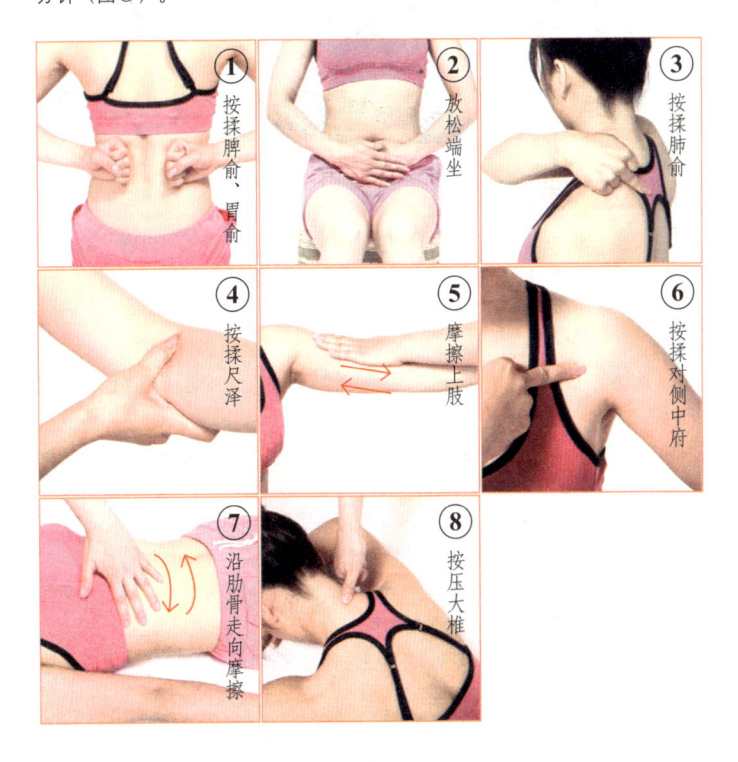

① 按揉脾俞、胃俞
② 放松端坐
③ 按揉肺俞
④ 按揉尺泽
⑤ 摩擦上肢
⑥ 按揉对侧中府
⑦ 沿肋骨走向摩擦
⑧ 按压大椎

小动作自愈操

◎ **臆想膻中穴法**：盘腿端坐，身心放松，自然呼吸，臆想两乳之间的膻中穴（图⑨）；或取卧位，身心放松，臆想膻中穴。

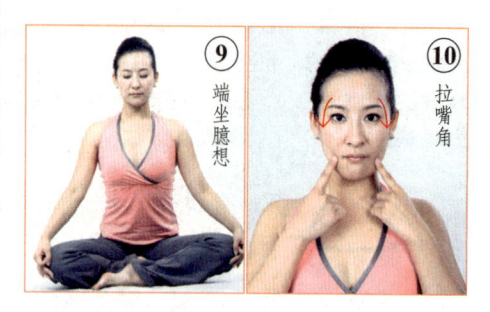

◎ **拉嘴角**：取端坐位，身心放松，目视前方，接着将嘴角用力向下拉，似龇牙咧嘴状，以此拉动颈部、前胸及甲状腺、乳腺，以改善支气管炎（图⑩）。

⑨ 端坐臆想

⑩ 拉嘴角

其他妙招

◎ **药衣法**：取麻黄、干姜、莱菔子（炒）、细辛、桂枝、白前、杏仁、前胡各15克，磁石、紫苏、冬花各30克，陈皮、厚朴、半夏各20克，将所有的材料共研成细末，然后将药末铺在棉衣中间，做成棉背心，穿在身上。

◎ **烟熏法**：取向日葵的花瓣晒干，研成细末，卷成香烟状，点燃吸。每天1次，每次1支。

◎ **药末敷法**：取糯米、白胡椒、桃仁、杏仁各7粒，栀子9克，将上述所有的材料共研成细末，然后打入鸡蛋清，搅拌均匀，将其敷于足心（涌泉处），用布包扎以固定，以免滴落。本方适用于老年慢性支气管炎。

◎ **精油疗法**：取桉树、薰衣草、松木或迷迭香中的一种或几种精油两滴涂在手帕上，用鼻子深吸气，吸入芳香即可。此妙招可帮助缓解呼吸不适及鼻充血。通过鼻子深吸气，吸入芳香即可。

◎ **日光浴法**：全身尽量暴露，享受日光浴，照射时间在30分钟以内。需要注意的是，空腹或患有其他疾病者一定要慎用此疗法。

◎ **热毛巾蒸汽法**：将几滴精油混合放入热水中，将毛巾用混入精油的热水浸湿，然后盖住头并在芳香蒸汽中进行自由呼吸。

第四章 内分泌系统疾病及不适

糖尿病：平衡血糖，预防糖尿病

症状自诊

【询医】出现恶心、乏力、口渴、尿频等症状。
【询医】腹痛、呼吸急促。
【询医】心跳加速、体寒、汗多。
【询医】嗜睡、烦躁不安、易激惹。

居家自疗

美味食疗

◎ **煮南瓜**：取南瓜适量，加水煮熟，代主食食用，每日500克以上。

◎ **炒洋葱**：取洋葱1个，剥皮、切片，放置15分钟以上，再将其倒入平底锅中用小火或中火微炒15分钟，直至洋葱变为褐色。

◎ **乌梅五味子茶**：取乌梅、五味子、枸杞子、芫蔚子各适量，将所有材料水煎即可。可代茶常饮。

◎ **生地黄粥**：取鲜生地黄150克、粳米100克。先将鲜生地黄洗净，放入榨汁机中搅碎，然后用纱布包裹挤汁；粳米加水煮成粥，粥熟后倒入生地黄汁，再用小火煮，煮沸即可，每日服用1～2次。此方具有利尿、降血糖的作用，适用于易渴易饥、尿频的患者。

◎ **苦瓜汁**：取苦瓜半根，切开去瓤，将其用擦丝器擦成丝，再用滤茶网或纱布挤出苦瓜汁，最后加入100毫升水拌匀即可。也可加入柠檬汁或苹果泥，使其更加美味。此饮品能够促进糖的分解，将体内过剩的糖分转换为能量，从而起到降血糖的作用。

◎ **淮山三七粥**：取淮山、粳米各60克，三七5克，酥油适量。先将粳米、三七加水煮成粥备用，然后将淮山去皮后用酥油炒制，再用勺碾碎，最后将其倒入粥内搅拌即可。此方适用于口干乏力、心悸盗汗、肢体麻痛的患者。

◎**米醋汁**：取米醋1杯、乳酸菌饮料4/5杯。将乳酸菌饮料加入米醋中充分搅拌即可，饭后饮用。米醋中含有醋酸，能够增强胰脏活力、促进胰岛素分泌，对糖尿病患者有一定疗效。

◎**米酒腌洋葱**：取洋葱1个、米酒300克、料酒1/3杯、盐适量。将料酒和盐倒入米酒中，加热，再将米酒中的米捣碎，搅拌成糊状。洋葱洗净、去皮、切块，煮1～2分钟用水冲凉，放入宽口径瓶子中，用拌好的米酒腌渍，腌1周即可。米酒和洋葱一起服食有预防糖尿病、预防感冒双重的药效。

◎**田螺汁**：取田螺500克，加1500毫升水共煮即可。

◎**苦瓜茶**：取苦瓜1个，切开去瓤，装入5克茶叶后合上，放在通风处风干即可。食用时，取6～9克进行水煎或开水泡，当茶饮用。

按摩

1.双手手指相贴，手掌掌根朝下分别按在腹部两侧的大横穴上，双手小拇指按压在关元穴处，双手拇指按压在中脘穴处，按压时间为5分钟（图①）。

2.仰卧，用手掌掌根由胸骨下至中极穴推擦按摩2分钟，力度要适中。

3.将右手掌心朝下放至右边腰部，反复往左推擦至左边腰部（图②）。

4.取仰卧位，将左手放在右腰部，然后用五指的指腹勾擦回左腰部，力度稍重（图③）。

5.用拇指分别点揉中脘、气海、天枢穴各2分钟。

6.每餐饭后，双手重叠，用掌心按揉脐腹部，呈环状按摩。左右方向各旋转4～5分钟，手法轻重适度。

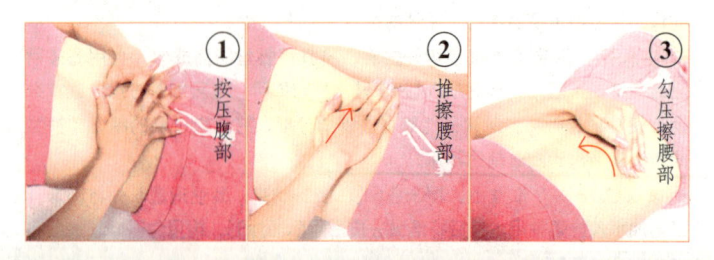

① 按压腹部
② 推擦腰部
③ 勾压擦腰部

7.按摩者用拇指按压、揉搓被按摩者的脾俞穴，力度稍重，按摩者稍感酸胀即可（图④）。

8.按摩者用拇指分别按压被按摩者的胃俞、肾俞穴各2分钟，力度稍重，被按摩者稍感酸胀即可。

9.用双手拇指擦揉两侧内踝和跟腱处5分钟。

10.被按摩者俯卧，按摩者用双手小鱼际沿其脊柱两旁自上而下进行揉擦，反复5次，直至被按摩者感到温热（图⑤）。

11.被按摩者仰卧，按摩者用双手拇指分别按揉被按摩者的中脘、气海、关元、足三里、三阴交、合谷、内关等穴各3分钟。

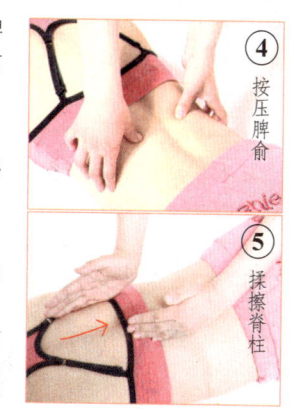

④ 按压脾俞

⑤ 揉擦脊柱

小动作自愈操

◎ **拉嘴角**：使劲把嘴角往下拉（图⑥）。通过此动作可以拉动颈部、前胸，促进腺体运动，保持尿糖稳定。

◎ **移动下牙床**：稳坐，保持肩膀不动，先将下牙床向左移动（图⑦），再将下牙床向右移动（图⑧）。通过此动作可以拉动后脑和颈部之间的脊椎和脑下垂体，促进胰岛素分泌。

◎ **拉脚趾**：坐在高椅上，双脚离地，用脚拇趾和其他四趾相互搓擦，以带动脚趾运动。

◎ **伸手指运动**：当左手握拳跷起大拇指时，右手同时缩下拇指伸出四

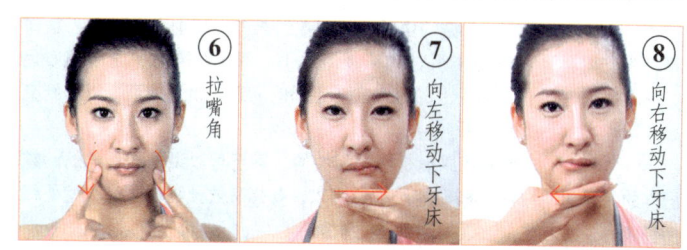

⑥ 拉嘴角

⑦ 向左移动下牙床

⑧ 向右移动下牙床

指，做出"四"的手语（图⑨），接着双手互换动作，右手跷起大拇指，左手伸出四指（图⑩）。此动作能够拉动手指、手掌虎口等部位，锻炼全身的协调性。

◎**深长呼吸法**：先深吸气，再缓缓吐出又长又细的气（图⑪）。

◎**拉上唇**：使劲将上唇往下拉（图⑫），此动作可以锻炼脑部肌肉，使脑血管顺畅。

◎**伸下腭**：稳坐，保持肩膀不动，下腭使劲往前伸（图⑬）。通过此动作可以拉动后脑和颈部之间的脊椎和脑下垂体。

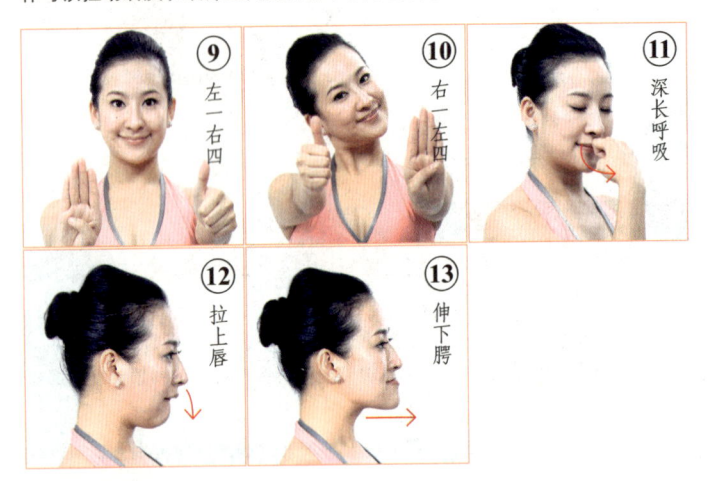

其他妙招

◎**煎敷法**：选用活血化瘀的中药，如红花、丹参、鸡血藤、泽兰、益母草、生艾叶等，将其包煎后，用来浸泡双手、双足，同时用左手擦右足心、右手擦左足心，使手上的劳宫穴与足部的涌泉穴相互按摩，以达到交通心肾、水火相济的效果。

◎**控制体重**：体重和糖尿病是息息相关的，甚至可以说是成正比的。越肥胖的人，患糖尿病的概率就越高。所以，要想有效预防糖尿病，就要保持健康的生活方式，合理控制自己的体重。

贫血：不让贫血成为健康的绊脚石

症状自诊

【自疗】经常感到身体虚弱、身体不适。
【自疗】经常感到疲劳、呼气急促，并伴有头晕症状。
【自疗】舌头时常有烧灼感。
【询医】舌头异常光滑，四肢震颤，记忆力下降。

居家自疗

美味食疗

◎ **番茄**：番茄含有丰富的维生素C，能提高铁的吸收率，而铁恰好又是预防和改善贫血不可缺少的成分。

◎ **红枣**：人体中如果有大量的铁被排出体外，就会导致缺铁性贫血，而红枣恰好能为人体提供大量的铁。另外，红枣中的叶酸也具有促进细胞分裂、制造红细胞的功效。但红枣不宜一次食用过量，否则会对肠胃造成不良影响，严重时还会导致热量摄取过多。

◎ **花生红衣**：花生红衣不仅能对血小板的质量有很好的改善作用，还能够增加血小板的含量，改善凝血因子的缺陷以及抑制纤维蛋白的溶解，加强毛细血管的收缩，增强骨髓造血的功能，起到补血止血的作用，对于各种因出血过多而引起的贫血以及再生障碍性贫血有很好的疗效。

◎ **阿胶蜂蜜酒**：取红糯米50克、烊化阿胶15克、蜂蜜30克、米酒15～20毫升。先将红糯米加适量水煮成粥，再倒入阿胶、蜂蜜和米酒一起搅匀即可。温热食之，每日3次，10日为一个疗程。

◎ **何首乌桂圆酒**：取何首乌、桂圆肉、鸡矢藤各250克，米酒1500毫升。将何首乌、桂圆肉、鸡矢藤一起放入米酒中浸泡10天即可。每次饮用15～30毫升，早晚各1次。浸泡期间每天要振摇1～2次。

◎**丹参黄精茶**：取茶叶5克，黄精、丹参各10克，将其共研粗末，再用沸水冲泡，最后加盖焖10分钟即可。每日1剂。

◎**阿胶酒**：取阿胶250克、黄酒30毫升，将其放在一起蒸2～3小时，待阿胶全部溶化后即可服用。每日1～2次，每次两大匙。此方适用于因虚弱、吐血、便血、子宫出血等血虚证而导致贫血的女性。

◎**鸡蛋饮**：取2个鸡蛋的蛋清，打散，加少许盐倒入锅中煮开，再倒入蛋黄，待蛋黄煮熟即可饮用。

◎**阿胶糖水**：取糯米100克、阿胶15克、红糖适量。先将糯米洗净煮烂，再加入切碎的阿胶，待阿胶溶化后加入红糖即可食用。分2次服用，1日服完。此方适用于多种失血性贫血。

◎**红枣桂圆粥**：取桂圆肉15克、红枣3～5颗、粳米100克。把桂圆肉、红枣、粳米放在一起煮成粥即可。温热时服下。

◎**浮小麦莲子茶**：取红枣30克、浮小麦200克、生甘草10克、莲子25克、绿茶1克。将红枣、浮小麦、甘草、莲子加水一起煎，直至小麦熟后，加入绿茶，煮沸后即可。每次服用100毫升，一日服3～4次，可反复煎服。

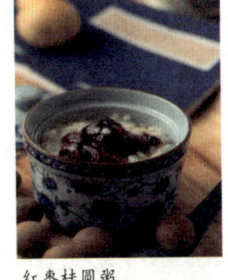

红枣桂圆粥

◎**猪肝菠菜汤**：取猪肝150克，菠菜、淀粉、盐、酱油、味精各适量。将猪肝洗净切片，再加入淀粉、盐、酱油、味精搅拌调匀，然后与菠菜一起放入油锅内炒熟即可食用。

◎**地黄当归枸杞子酒**：取熟地黄90克、枸杞子60克、当归30克、白酒适量。将熟地黄、枸杞子和当归切碎，放入纱布袋内，扎紧袋口，置于酒坛内，倒入白酒密封，隔水蒸2小时后，再埋入土中保存7天，以除火毒，之后即可服用。每日可服两次，每次服20毫升。此酒切忌与萝卜、葱白、韭菜一起食用。

猪肝菠菜汤

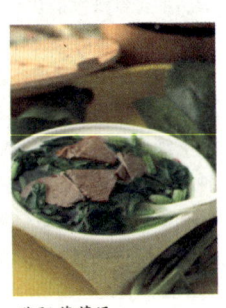

◎**黄芪牛肉粥**：取粳米、牛肉各100克，黄芪10克，葱花、盐、鸡精、胡椒粉各适量。将所有材料一起加水共煮成粥即可。温服，每日两次。此方适用于因贫血体弱而畏寒者。

◎ **红枣茶**：取茶叶5克、红枣10颗、白糖10克。将茶叶用开水冲泡取汁；将红枣洗净，与白糖加水共煮至红枣熟烂，再倒入茶汁，拌匀即可服用。长期服用，可有效补血。

◎ **鸡矢藤牛蹄筋**：取牛蹄筋100克、补骨脂10克、鸡矢藤30克。先加水将牛蹄筋煮20~30分钟，再倒入用纱布包好的补骨脂和鸡矢藤同煮，熟后即可食用。此方适用于因白细胞减少而导致的贫血者。

◎ **紫苏酒**：取适量紫苏和白酒（白酒约为紫苏的5倍）。紫苏洗净后，去除水分，切成大片，放至背阴处晾半天，直至叶子八成干。然后将紫苏装入纱布袋，放入带盖的宽口径瓶子里，再倒入白酒，盖上盖子，亦可根据个人喜好加入冰糖或蜂蜜。将其在阴凉处放置2个月左右，直至紫苏变色（青紫苏变为浅褐绿色，红紫苏会变成暗褐紫色），最后把叶子捞出饮酒即可。此方可在晚饭前饮用，每天1~2杯。

◎ **红枣羊肉汤**：取红枣8颗，桂圆15克，羊肉200克，白萝卜100克，葱、姜、盐、味精、胡椒粉、羊骨汤、香油、香菜各适量。先将红枣洗净去核、桂圆肉洗净、羊肉切厚片、白萝卜洗净切片，再在锅中加入羊骨汤、葱、姜、红枣、桂圆肉、羊肉共煮，待羊肉将熟时放入白萝卜，加盐、味精、胡椒粉调味。待材料全部熟透后，取出葱、姜，淋入香油，撒上香菜即可。

◎ **荷兰芹蜜汁**：取荷兰芹3棵（约50克）、牛奶200毫升、蜂蜜1小匙。荷兰芹洗净去茎，芹叶切碎，放入研钵中，用研磨棒压挤成糊状，倒入牛奶搅拌均匀，再加入蜂蜜搅匀即可。每日饮用200~300毫升。荷兰芹中的铁和维生素C能起到补血的作用，而牛奶中的蛋白质又能生成红细胞，双重营养结合在一起能有效预防贫血。

◎ **番茄柠檬汁**：取番茄1个、酸奶半杯、柠檬汁少许。用沸水把番茄烫10秒钟，然后用凉水将番茄冲一下，接着将其去皮、切成块；把番茄块、酸奶和柠檬汁一起放入榨汁机，榨成汁即可食用。亦可按照个人口味加入蜂蜜。番茄中的维生素C和酸奶中的蛋白质都能提高铁的吸收率。但肠胃较差的人不宜多饮，因为酸奶具有调整肠道菌群的作用。

【按摩】

1.按摩者将食指、中指、无名指并拢，用三指的指腹按揉被按摩者期门穴及其周围，每次按揉10分钟（图①）。

2.按摩者分别提捏被按摩者的关元、气海、命门、脾俞及肾俞等穴各1~2分钟。

3.仰卧，双手握拳，放于后背肝俞穴处，此动作的原理是利用体重来按压肝俞穴（图②）。

4.被按摩者俯卧，按摩者先用手掌小鱼际侧推摩被按摩者的脊柱两侧，再用滚法对其背部进行揉搓（图③、图④）。

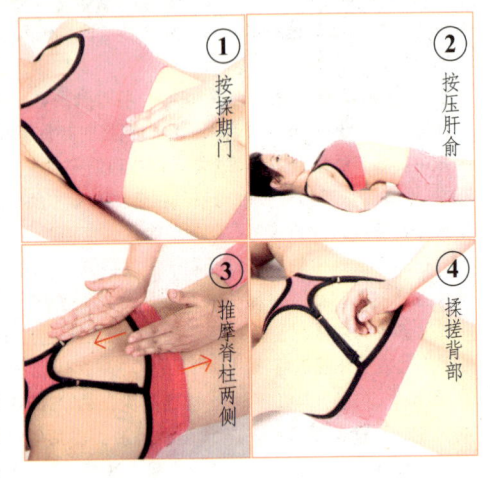

5.用中指指腹按揉完骨处3分钟，力度适中。

小动作自愈操

◎**预防贫血操**：仰卧在床或垫子上，身体伸直，放松心情，双手抚摸脸庞，使头左右摇动（图⑤），保持呼吸平稳。然后将头扭正，右腿伸直，左腿向前屈，用左脚的脚后跟敲打位于右膝关节下方的足三里穴边缘（图⑥），以脚部感到温热为宜，换脚同法施行。

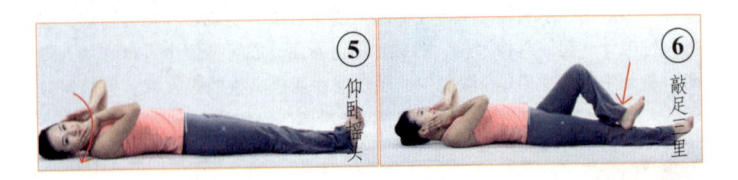

更年期综合征：困扰年长者的顽症

症状自诊

【自疗】精神和自主神经功能紊乱，常感到头颈部一阵阵的潮红，有时候会出现潮热出汗、头晕目眩、头痛耳鸣、腰痛、口干等症状。

【自疗】喉部有烧灼感，思想不易集中，而且易紧张激动，情绪复杂多变，性情急躁，失眠健忘，皮肤发麻发痒，有时有蚂蚁在身上爬动的感觉，甚至歇斯底里样发作等。

【自疗】月经逐渐减少，周期的间隔时间延长，经期出血时间缩短，以致逐渐停经。但也有月经量增多并伴有大量血块等情况，然后慢慢停止，生殖能力丧失，生殖器官萎缩。

【自疗】出现心悸、血压增高、肥胖、下肢浮肿、关节疼痛、骨质疏松等症。凡45～50岁的女性，如有上述症状，经医生检查排除了其他疾病后，便可诊断为更年期综合征。

居家自疗

美味食疗

◎**天竺葵**：天竺葵含有香叶单醇、芳樟醇和柑橘油等成分，不仅能调节激素分泌，且具有强身功能。

◎**鼠尾草**：食用鼠尾草能缓解燥热、盗汗、晕眩、头痛、抑郁和焦躁不安等更年期综合征所体现的症状。

◎**海带汁**：取水发海带适量。将海带切条或块，洗净后放入杯中，再倒入100毫升水，充分搅拌后，将其放置在阴凉处1个晚上即可，

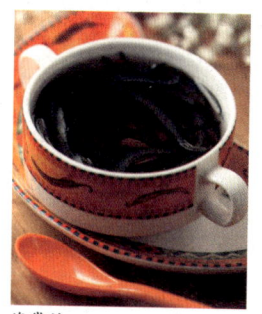

海带汁

早饭前饮用。饮用海带汁能让人体更易吸收海带中的矿物质及其他营养成分，有效缓解更年期综合征带来的诸多不适。

◎ **黑豆石榴汁**：取黑豆200克、石榴膏1大匙。黑豆洗净，用中火干炒5～10分钟，至黑豆皮绽开即可，再用研钵将其捣碎；将适量的黑豆渣放至茶壶中，倒入热水，闷10秒，最后加入石榴膏进行调味即可。每日饮用3杯。黑豆中的异黄酮具有类似于雌激素的功效，石榴又能有效缓解不规则出血及月经不调等症状，两者结合，功效更佳。

按摩

1. 用双手手掌推摩两侧腋下，反复10次（图①）。
2. 被按摩者俯卧，按摩者用掌根按揉被按摩者的腰部（图②）。
3. 用右手的食指指腹按压左侧的肩井穴3分钟（图③）。
4. 按摩者用手掌根部由上而下按揉被按摩者的大腿内侧至膝内侧，每侧反复3次（图④）。

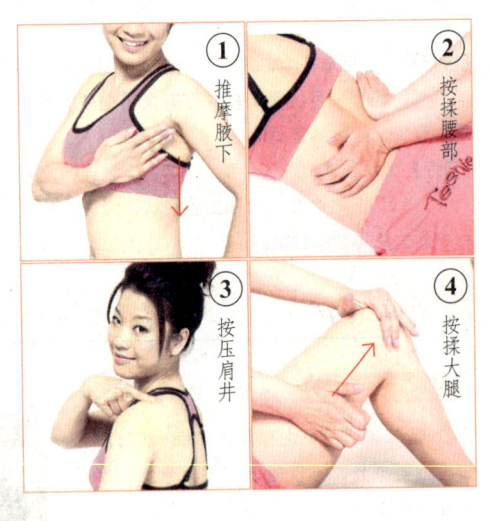

① 推摩腋下
② 按揉腰部
③ 按压肩井
④ 按揉大腿

小动作自愈操

◎ **吸气法**：缓缓地连续吸气两次，再缓缓地连续呼气两次。此动作可通过促进心脏血液循环来改善更年期期间由心律不齐而引起的头痛、头晕和心悸等症。

◎ **缩小腹**：使劲往内缩小腹。此动作可促进下半身内分泌，强化肠胃、子宫与膀胱，以此改善因气血不足或血液滞留所带来的不适。

肥胖：杜绝肥胖，苗条并健康着

症状自诊

【自疗】 女性肥胖率超过30%，男性超过25%。

【询医】 多次减肥，但总是反弹回来。

【询医】 所患肥胖是由疾病引起的，比如患有激素本身的疾病或隐秘的激素分泌腺体的肿瘤等。

居家自疗

美味食疗

◎ **柠檬**：柠檬中含有的柠檬酸能够高效地分解、消耗体内脂肪，可有效防止脂肪积累。

◎ **大豆**：大豆不仅可以给人体提供足够的营养，更重要的是，其含有的胆碱还能够有效地"燃烧"脂肪。

◎ **辣椒**：辣椒能够促进脂肪"燃烧"，从而达到减肥的效果。但是如果食用过量辣椒，会加重肠胃负担。

◎ **黑豆奶**：取黑芝麻、黑豆各1杯，牛奶适量。将黑豆炒15分钟后放入搅拌器粉碎，接着再放入研钵中捣碎，即为黑豆面；将黑芝麻炒10分钟后放入搅拌器粉碎，接着再放入研钵中捣碎，即为黑芝麻粉；将黑豆面、黑芝麻粉和牛奶一起搅拌均匀即可。应在早饭前饮用，每日1次，每次200毫升。黑豆中的皂苷能够有效预防肥胖。

◎ **五谷牛奶**：取小米、薏米、黑米、小麦、大豆各10克，牛奶200毫升。将五谷物用研钵研碎，再将其用小火边干炒边用铲子搅拌，待五谷粉末变为黄褐色即可关火，待其放凉后倒入牛奶中，搅拌均匀即可。每日1次，最好在晚饭前饮用。五谷中的膳食纤维具有通便的作用，并且容易使人产生饱腹感。此外，五谷中的烟酸还能够提高糖类和脂肪代谢，从而起到减肥的作用。

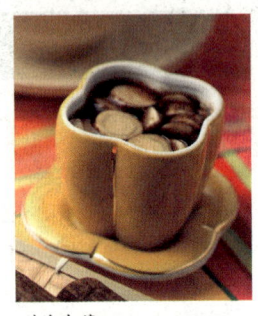

◎**醋泡牛蒡**：取牛蒡适量，洗净、去皮、削片，放入密封容器中，倒入适量醋（醋要没过牛蒡），放置两周后即可食用。食用时要将牛蒡同醋一起倒出来，然后食用牛蒡片，1天两次，1次10～20片，分早、晚食用。牛蒡含有丰富的膳食纤维，容易使人产生饱腹感，有利于减肥。值得注意的是，牛蒡削片的时候不能削得太厚。另外，如要将吃剩的牛蒡进行重新炮制要使用新醋。

醋泡牛蒡

◎**山楂枣豆汁**：取红枣5颗，红小豆、生山楂各10克。加水共煎即可。

◎**苍术汁**：取白术、茯苓、苍术、泽泻各10克，将所有材料加水共煎即可。1日服用两次。

◎**生大黄汁**：取生大黄3～5克，厚朴9克。将生大黄和厚朴放入水中共煎10分钟即可。此方不但有助于减肥，还具有通便的作用。

◎**生蔬浓汤**：取白萝卜、胡萝卜、生菜等5种以上蔬菜。蔬菜洗净，切碎叶子菜，用擦丝器把白萝卜和胡萝卜擦碎，再将所有蔬菜放入研钵中用研磨棒捣碎成糊状即可。每日食用100～300克，最好在吃饭时食用。生蔬浓汤能够防止人体摄取过量盐分，又容易产生饱腹感，是减肥的良方。值得注意的是，做好的生蔬浓汤必须尽快喝完，不宜久放。

◎**冬瓜粥**：取冬瓜150克，粳米50克，加水共煮成粥即可。此粥有减肥美体的功效。

◎**鱼腥草饭**：取干鱼腥草叶（约20克）1把，粳米400克，油炸豆腐1片，白糖、酱油、盐各适量。先用小火炒干鱼腥草叶2～3分钟，加入600毫升水，再煮3分钟，冷却后捞出叶子留汁。将粳米洗净，放入电饭煲，倒入鱼腥草叶汤汁共煮；将挤出水分的鱼腥草叶切碎；将油炸豆腐切丝；用油煸炒鱼腥草末和豆腐丝，加入酱油和白糖；将鱼腥草、豆腐丝倒入米饭中，加入盐进行调味，充分搅拌即可。每周食用一次。鱼腥草叶中的不溶性膳食纤维能够促进身体新陈代谢，及时清除体内积攒的粪便，预防肥胖。

◎**绿豆海带汤**：取海带、绿豆各100克。将海带、绿豆加水共煮成汤即可。

◎ **冬瓜糯米粥**：取糯米50克、冬瓜150克，加水共同煮粥食用。
◎ **泽泻茶**：取荷叶、决明子、泽泻、绿茶各6克，共研成粉，用开水冲泡，代茶饮用。

按摩

1. 经常手握空拳或用按摩棒敲击丰隆穴能起到消脂减肥的作用。
2. 按摩者双手握住被按摩者的腕部，自下而上反复搓揉至肩部，每次搓揉10次，力度适中（图①）。
3. 经常用指腹按摩阴陵泉穴，能够提高新陈代谢，有助于减肥。
4. 经常对肾俞穴进行按摩，能够提高肾功能，有助于津液的排出。
5. 按摩者用拇指的指腹分别点按被按摩者的脾俞、肝俞、大肠俞，每穴按摩1分钟，力度要适中。
6. 被按摩者俯卧，按摩者用手掌掌面沿被按摩者腰背部的足太阳膀胱经按摩，每次反复进行10次，力度要适中，以被按摩者的皮肤发红、发热为宜。
7. 按摩者用手掌反复横擦被按摩者的腰骶部，每次横擦10次，力度适中，以被按摩者的皮肤发红、发热为宜（图②）。
8. 被按摩者端坐，按摩者用右手掌心反复摩擦被按摩者颈部脂肪堆积处，以被按摩者皮肤发红、发热为宜（图③）。
9. 按摩者用拇指分别按揉被按摩者的期门、章门、梁门、涌泉、风市、丘墟穴各1分钟，力度适中。
10. 被按摩者俯卧，按摩者自下而上反复拿捏其足跟至大腿之间的肌肉，每次拿捏20次，力度要适中（图④）。
11. 被按摩者仰卧，按摩者从被按摩者的踝部搓摩至其大腿根部10次，再从

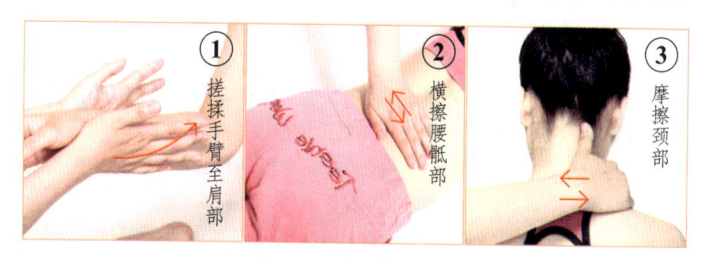

① 搓揉手臂至肩部
② 横擦腰骶部
③ 摩擦颈部

大腿根部搓摩至腹股沟部10次（图⑤）。

12.按摩者用双手手掌分别置于被按摩者身体的前正中线两侧，然后慢慢地向两侧推摩至腋下。

13.按摩者双手手掌相叠放在被按摩者的臀部最高处，然后反复对臀部的四周进行放射状推搓5~10分钟（图⑥）。

14.按摩者用拇指指尖点压被按摩者的劳宫、内关、天泉穴，每穴每次30次，力度由轻到重，以被按摩者感到舒适为宜。

15.按摩者双手重叠放在被按摩者的肚脐上，沿顺时针或逆时针方向推摩脐周，随着推摩范围的扩大，力度也随之加大，以被按摩者稍感腹部松动、有肠鸣或排气感即可（图⑦）。

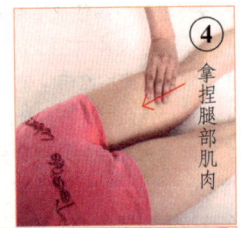

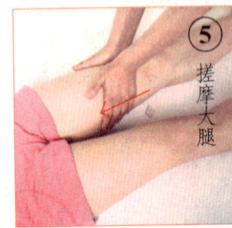

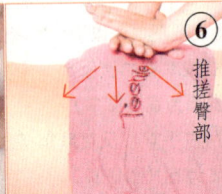

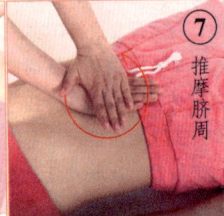

④ 拿捏腿部肌肉

⑤ 搓摩大腿

⑥ 推搓臀部

⑦ 推摩脐周

其他妙招

◎ **日光浴**：进行全身日光浴，每次40分钟。此法不宜在空腹时进行，有其他疾病的人应慎重进行。

◎ **苏打沐浴**：把25~100克小苏打放在澡盆中溶解，水温控制在36摄氏度左右。每次洗8~10分钟，20次为一个疗程。

◎ **找乐儿**：研究表明，许多人时不时地想要吃些东西，但这并不是因为他们非常饿，而是因为他们常常感到烦闷、孤独和绝望。比如，婚姻不称心者，他们所需的食物要比生活美满者多得多。专家建议，在这种情况下，最好找一个对身体无害的方式来愉悦自己，即所谓"找乐儿"。

色斑：消除色斑，重现白皙水嫩的肌肤

症状自诊

【自疗】前额、颧骨、两颊部等曝光部位出现淡褐色或淡黑色的色素斑，色斑呈蝶翼状，边缘清楚或呈弥漫性，局部无炎症及鳞屑，也无其他症状，一般不累及眼睑、口腔周围。

【自疗】随着季节、日晒的变化而引起的色斑变化。

【自疗】作息时间不规律、心情不好时加重。

居家自疗

美味食疗

◎ **柠檬**：柠檬中的维生素C、磷、铁和钙都能够使黑色素沉淀。

◎ **番茄**：番茄富含的谷胱甘肽有抑制黑色素的作用，对于祛斑有着很好的功效。

◎ **薏米汁**：取薏米适量，倒入沸水煮开即可。薏米能够吸收紫外线，故此汁具有防晒和抗斑的作用。

◎ **玫瑰百合茶**：取牡丹皮、玫瑰各7克，百合10克。先用沸水将所有材料一起冲泡，接着再闷泡约20分钟即可。2~3天喝1次。玫瑰茶能够疏肝理气，长期坚持饮用能够起到淡化

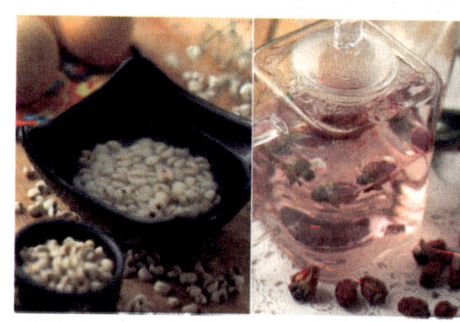

薏米汁　　　　玫瑰百合茶

斑点的作用。

◎**枸杞子菊花茶**：取菊花17克、枸杞子10克。先用沸水将菊花和枸杞子一起冲泡，接着再闷泡约20分钟即可。2~3天喝1次。此茶具有疏肝理气的作用，可以减少由肝气郁结所形成的肝斑。

◎**防风羌活丸**：取升麻、羌活、防风各30克，水牛角60克，生甘草6克，白附子、白芷、川芎、红花、黄芩各15克。将所有材料共研成细末，然后将其蒸熟制成小丸即可。温水送服，每晚服10克。由于白附子中含有小毒，所以服用前应咨询医生。

◎**牡丹皮白芷茶**：取白芷14克，牡丹皮、枸杞子各7克。先用沸水将所有材料一起冲泡，接着再闷泡约20分钟即可。2~3天喝1次。

◎**蔷薇果茶**：取干燥的蔷薇果粉2小匙，加入适量开水进行充分搅拌，放置1分钟后取水去沉淀物。蔷薇果中维生素C的含量是柠檬的18倍，不仅能抑制黑色素的产生，还能保持皮肤的弹性。

◎**枣仁桂圆粥**：取红枣仁、桂圆肉各30克，粳米120克，红糖适量。将桂圆肉切碎，然后和红枣仁、粳米共煮成粥，最后加入红糖进行调味即可。此粥能够养血安神，具有淡化色斑的作用。

◎**人参红枣粥**：取人参10克、红枣10颗、瘦肉50克、淮山60克、小米100克。瘦肉切片，和红枣、淮山、小米共煮成粥，将人参煎取汁液倒入粥中即可。早餐前服用，每天1剂。此粥能够益气养血、有效淡化色斑。

推荐营养素

◎**食醋**：食醋能够抑制黑色素，如果在洗脸水中加入少许的食醋，对于祛斑有着良好的疗效。

按摩

1. 被按摩者仰卧，按摩者用拇指指腹分别沿顺时针或逆时针方向按揉其血海、三阴交各2分钟，力度要适中（图①）。
2. 被按摩者取俯卧位，按摩者五指并拢，用手掌自上而下沿着被按摩者的脊背中线及脊背两侧进行推擦，反复操作10次，力度适中至被按摩者稍感温热即可。

3. 按摩者食指、中指、无名指并拢，用三指指腹沿被按摩者的颊车、地仓、迎香、眼球、太阳、耳前的顺序反复按揉（图②）。

4. 被按摩者俯卧，按摩者用拇指指腹分别按揉被按摩者的大椎、肝俞、心俞、肾俞、脾俞、三焦俞各2分钟，力度适中（图③、图④）。

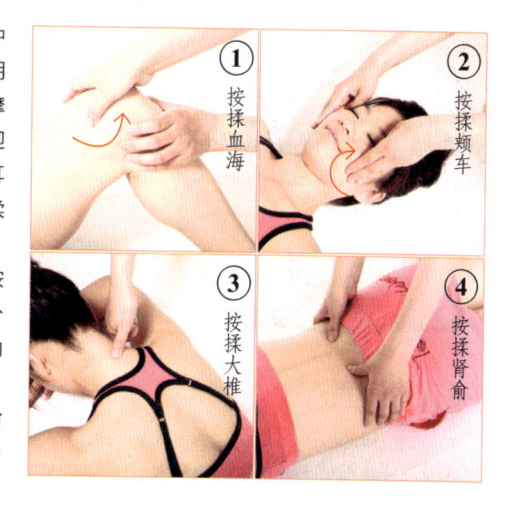

① 按揉血海
② 按揉颊车
③ 按揉大椎
④ 按揉肾俞

小动作自愈操

◎ **屈腿转身运动**：仰卧，双脚分开与肩同宽（图⑤），右膝盖逐渐屈曲（图⑥），身体继续保持平躺。右膝盖弯曲并向左边压去，与此同时，左手臂使劲伸向右边（图⑦）。整个过程中，右边的肩膀要保持不动，然后回复到起始姿势。

◎ **手握脚踝转身运动**：右手握住右脚脚踝，使右腿脚底贴着地面向臀部移动，尽可能贴近臀部，与此同时，左手臂转向右侧（图⑧），接着右手将右脚踝抬起，左手继续伸向右边（图⑨），坚持几秒后回到起始动作。整个过程中，右边的肩膀要保持不动。

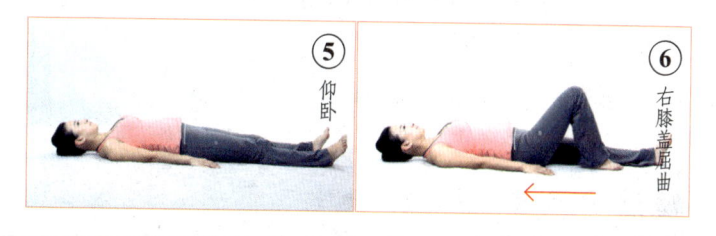

⑤ 仰卧
⑥ 右膝盖屈曲

⑦ 左手臂伸向右

⑧ 右手握前踝 左手向

⑨ 右手抬起 右脚踝

其他妙招

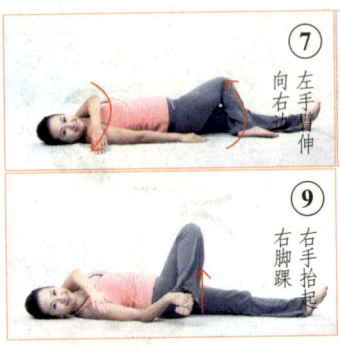

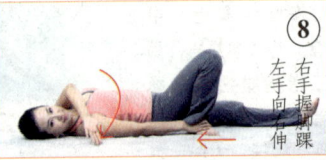

◎ **瓜子面膜敷贴法**：将瓜子磨成粉和蜂蜜搅拌成糊状，直接敷在脸上，15分钟后洗净即可。此瓜子面膜具有祛斑的效果，尤其适合皮肤偏油性而雀斑又多者。

◎ **番茄面膜敷贴法**：将番茄削皮捣成泥，洗脸后将其敷面，20分钟后洗净即可。番茄中含有丰富的维生素C，能够抑制黑色素的形成，有效淡化色斑。

◎ **当归洗敷法**：先用冷水将当归浸泡20～30分钟，将当归与水一起倒入锅中，大火煮沸后，用小火继续煮15～20分钟，沥出汁液，继续加水煎至沸后再沥出汁液。然后将两次沥出的汁液混合调匀后，用脱脂棉蘸少许当归汁涂至色斑沉着处即可。

◎ **米糠面膜敷贴法**：将淘米水放置一段时间，即会出现沉淀物，沉淀物即为米糠。将米糠涂于面部，15分钟后将其搓揉掉或用温水冲洗掉即可。

◎ **橄榄油面膜敷贴法**：将橄榄油倒入耐热器中，再将耐热器放在40摄氏度左右的温水中隔水加热，将橄榄油和蜂蜜调匀，然后用纱布浸满橄榄油汁直接敷在脸上，20分钟后取下即可。

◎ **菊花粉面膜敷贴法**：将菊花粉和鸡蛋清混合搅拌，然后敷在脸上，20分钟后洗净即可。此面膜适用于皮肤干燥而黄褐斑又多者。

◎ **白檀香浆水洗敷法**：先将小米用冷水浸泡5～6天，直至生成白色泡沫，滤出即为浆水。晚上睡前用温浆水洗脸，擦干脸后将捣磨成汁的白檀香涂至雀斑处，第二天晨起洗去檀香汁即可。

第五章　消化系统疾病及不适

口腔溃疡：想吃就吃，不让口腔溃疡"挡道"

症状自诊

【自疗】口腔中有灼烧或刺痛感，此乃口腔溃疡即将出现的征兆，一般在溃疡产生前 6~24 小时出现。

【询医】溃疡部位很痛或是溃疡持续时间超过两周。

【询医】疑似由口腔癌或淋巴瘤引起的溃疡。

居家自疗

美味食疗

◎**苦瓜**：苦瓜性寒，能清心、去火。

◎**白菜**：白菜中含有丰富的维生素，能起到润肠排毒的作用。

◎**西瓜**：西瓜堪称"瓜中之王"，含有大量的葡萄糖、苹果酸、果糖、氨基酸、番茄红素及丰富的维生素C等物质，有清凉下火的作用。

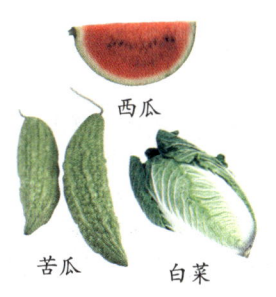

◎**莲子萝卜汤**：取莲子30克、萝卜250克，加水共煮成汤，每日服用两次。

◎**绿豆生地黄汤**：取生地黄30克、绿豆60克，加水共煮成汤，最后拣去生地黄，喝汤食豆，每日1剂。

◎**莲子冰糖饮**：取莲子30克、栀子15克、冰糖适量。将莲子（不去心）、栀子（用纱布包裹）放入锅里，然后加适量的水，煎至沸，放凉后饮汁即可。每日服用两次。

◎**白术茯苓汤**：取人参、白术、茯苓各9克，炙甘草6克，陈皮3克，半夏4.5克。将所有材料用纱布包好，加入适量的水煎服。初次饮用者应遵照医嘱服用。

◎ 黄芩干姜汤：取半夏9克，黄芩、干姜、人参、炙干草各6克，黄连3克，红枣4颗。将所有材料用纱布包好，水煎即可。值得注意的是，本方主治虚实互见之证而引起的口腔溃疡，因气滞或食积所致的口腔溃疡者不宜食用。

◎ 萝卜木耳炒白菜：取大白菜350克，胡萝卜100克，油菜、黑木耳各20克，葱花、花椒、盐、酱油、味精各适量。先将大白菜去叶留帮，切成小片；胡萝卜洗净切片；黑木耳用温水泡发后洗净，撕成片；油菜洗净，备用。将油锅烧热，放入花椒、葱花煸炒出香味，放入白菜片、胡萝卜片快炒，炒至七分熟时放入黑木耳、油菜，加酱油、盐、味精炒匀即可。

◎ 菜根蒜苗枣汁：取白菜根6克、蒜苗15克、红枣10颗。将所有材料加水共煎即可。每日1~2次。

◎ 苦瓜粳米粥：取苦瓜100克，粳米50克，冰糖、盐各适量。先将苦瓜去瓤，切丁。粳米淘洗干净，再用冷水浸泡半小时，捞出。将浸泡好的粳米放入锅内，加入适量清水，大火煮沸，放入切好的苦瓜丁，改用小火熬煮成粥，加入冰糖、盐调味即可食用。此粥具有清热去火、排出体内毒素的作用。

◎ 土豆萝卜汤：取苦瓜1根、番茄2个、土豆1个、胡萝卜半根，洋葱片、味精各少许，盐适量。苦瓜洗净，去瓤，切片；番茄洗净切块；土豆去皮，切块，胡萝卜洗净，去皮，切片。将油锅烧热，倒入洋葱片、胡萝卜片、土豆块一起炒，炒至半熟后，放入番茄炒软，再倒入适量清水煮沸，最后放入苦瓜、盐、味精，煮至入味即可。此汤可清热去火，缓解口腔溃

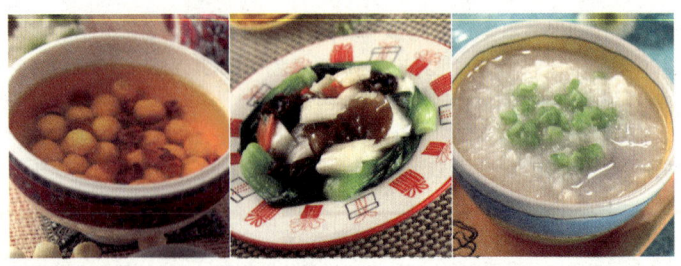

莲子冰糖饮　　　　萝卜木耳炒白菜　　　　苦瓜粳米粥

痒症状。

◎**五倍子蜜汁**：取五倍子10克、绿茶1小匙、蜂蜜25克。将五倍子加水煮沸后，再加入绿茶、蜂蜜，冲泡5分钟后即可饮用。

◎**双耳山楂汁**：取银耳、黑木耳、山楂各10克，将其与适量清水一起放入锅里，水煎即可。每日1~2次。

◎**蒲公英糖饮**：取绿豆50克、蒲公英15克、冰糖适量。将绿豆加水煮至熟烂，蒲公英用水煎取汁，然后将蒲公英汁放入绿豆汁内，再加冰糖适量即可。初次饮用者应遵照医嘱食用。

◎**苦瓜瘦肉汤**：取鲜苦瓜150克、猪瘦肉100克、咸菜适量。先将苦瓜去瓤，切块，待用；猪瘦肉洗净，切片，放入沸水中氽烫去血污，捞出备用。将苦瓜块与猪肉片放进煲内，放足量清水，用小火煲，1小时后倒入咸菜，再用中火煮30分钟即可。

按摩

1.按摩者用中指或食指指腹按揉被按摩者的地仓穴，并做环状运动，每次3分钟（图①）。

2.被按摩者仰卧，按摩者用拇指指腹按压其廉泉穴，力度适中，每次2分钟。

3.按摩者用双手拇指指腹按压被按摩者承浆、下关、大迎穴，按压时用力要适中，每穴每次各1分钟，以被按摩者感觉酸胀为宜（图②）。

4.按摩者用拇指指腹沿顺时针或逆时针按揉被按摩者的曲池、合谷、手三里穴，用力稍重，每穴每次各3分钟，至被按摩者感觉酸胀为宜（图③、图④）。

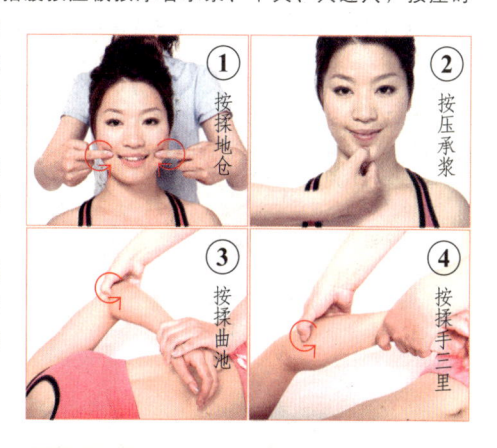

① 按揉地仓
② 按压承浆
③ 按揉曲池
④ 按揉手三里

5.被按摩者取俯卧位，按摩者用拇指指腹按压被按摩者的胃俞、肝俞、脾俞，按压时用力要稍重，每穴每次各2分钟。

其他妙招

◎ **绿茶含漱法**：用开水冲泡绿茶，将浓茶在口腔内含漱即可。

◎ **中药贴敷法**：锡类散、青黛散、冰硼散、珠黄散四药中任取一种敷于患处，每日4～5次。

◎ **消毒棉擦拭法**：用消毒棉签蘸浓茶涂擦患处，每日3次。

◎ **鸡蛋膜贴敷法**：将1个生鸡蛋磕开，把蛋液倒在碗里，随即轻轻撕下鸡蛋壳里面的薄膜，撕得越大越好，然后把此薄膜贴在口腔的溃疡处。一般情况下，敷贴2～3次后溃疡面就能愈合。如果不小心把薄膜随唾液一起咽掉了，还可以再换1次。

◎ **明矾含漱法**：取明矾5克，加水100毫升，进行充分搅拌后含漱1～2分钟。

国医小课堂

口腔溃疡者的饮食注意事项

◎ **多吃新鲜蔬菜、瓜果**。多吃新鲜蔬菜、瓜果可预防和缓解溃疡症状。尤其要多吃富含维生素C的食物，如橙子等。

◎ **定时进餐**。对于口腔溃疡患者来说，及时进餐极其重要，尤其是早餐一定要吃，并要以7～8成饱为宜。饭菜也应以软为宜，并且食物不宜过烫，否则会刺激溃疡处。在溃疡发作期还要注意少食多餐，千万不要因为怕痛而少吃甚至不吃。如果溃疡处感觉较疼时应吃粥、馒头、面条等易消化的食物，最好不要吃黏性较大的食物，如汤圆、糯米等。

◎ **忌大量饮用酒等刺激性饮品**。在溃疡发作期应尽量少饮酒，尤其是烈性酒。对于一些咖啡等饮料，也最好暂停饮用。

◎ **忌辛辣、刺激性食物**。在溃疡发作期间应尽量避免食用刺激性食物，如辣椒、烧烤等。

◎ **喝一些冷流质饮品**。溃疡处如果小量出血，宜多次、少量饮用冷流质饮食，如冷牛奶、冷稀粥，每次宜饮100～150毫升。

口臭：将口臭挥之而去，享受清爽生活

症状自诊

【自疗】一种恶臭气味从胃或其他器官通过嘴呼出。
【自疗】从嘴中呼出不新鲜的气味。
【询医】怀疑口臭是由牙齿腐烂或牙床疾患引起的。
【询医】如在清洁牙齿、牙床、舌头之后，口臭仍没有明显的改善，可能存在内脏疾患。

居家自疗

美味食疗

◎ **酸奶**：酸奶中的有益菌可以抑制口腔中腐烂菌的活动，使舌苔数量减少，臭味自然也就减轻了。

◎ **香菜**：香菜被称为天然的口气清香剂，可放在口中慢慢咀嚼，反复1～2次可暂时缓解口臭。

◎ **生花生**：生花生中含有140多种天然芳香物质，因此生吃花生对改善口腔异味有很好的效果。

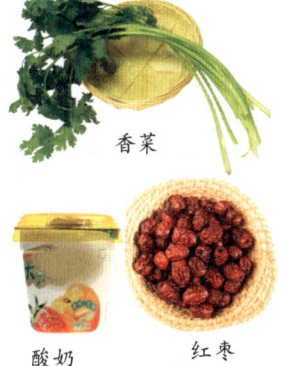

香菜

酸奶　　红枣

◎ **红枣**：红枣可消除因食用葱、蒜等食物引起的短暂口臭，饭后咀嚼1～2颗即可。

◎ **橘子皮**：橘子皮中含有大量的维生素C和香精油，对于改善单纯性口臭有很好的效果。

◎ **桂皮丁香饮**：取丁香4枝、桂皮两小匙。将丁香和桂皮研碎，加1000毫升水在火上煮开，盖上盖子，用小火煮5分钟后关火，再闷20分钟，然后滤

掉丁香和桂皮，晾凉即可。此方具有消毒防腐功效，可以减轻口臭症状。

◎**鲜石榴汁**：取鲜石榴2个，去籽，榨汁，兑入适量凉开水饮用即可。

◎**鸡蛋壳饮**：取鸡蛋壳3克，研末，用沸水冲泡，每日饮用3次。

◎**薄荷叶粳米粥**：取鲜薄荷叶30克，粳米50克。粳米洗净，加入鲜薄荷叶一起熬粥即可。

小动作自愈操

◎**肝脏运动除口臭**：紧闭双唇，用鼻子吸进一口气（吸气时肋骨要用力扩张），坚持3秒后吐气，同时用力收缩肋骨。如此重复10次，利用肋骨的缩张来按摩肝脏，以此缓解口臭。

其他妙招

◎**借用口腔清洁器**：使用口腔冲洗器或者洁牙线清洁牙缝深处的食物残渣、软垢等，可防止细菌的滋生。

◎**浸泡假牙**：由于假牙会吸收异味，因此晚上睡觉之前最好把假牙放在消毒液里浸泡一个晚上，以免引起口臭。

◎**精油漱口法**：薄荷、柠檬精油有助于改善由消化不良等问题引起的口臭；茶树、百里香精油有助于改善由牙龈问题引起的口臭；薰衣草精油有助于改善由一般问题引起的口臭。取4滴上述的精油，放在漱口杯中的温水里，用来漱口即可。

◎**桂花漱口法**：每天含漱新鲜桂花或糖桂花数次，也可取桂花适量，加水煎制，然后用桂花水漱口。

◎**小苏打漱口液**：可用小苏打和过氧化氢制作双氧水漱口液，这种混合液所产生的泡沫有很强的氧化作用，能杀死口腔中的细菌，防止异味的产生。其具体做法：将1小匙小苏打与1杯浓度为2%～3%的溶液混合即可。

◎**盐水漱口法**：应养成饭后清洁口腔的习惯，如果不方便刷牙，每次饭后可用温淡盐水漱口。

◎**茶叶嚼法**：取茶叶数片，每日早晚进行含嚼，慢慢咀嚼，便可暂时消除口臭。

消化不良：增强胃蠕动可改善消化不良

症状自诊

【自疗】出现轻度恶心、呕吐等症状。
【自疗】时常感觉胃灼热、腹胀。
【自疗】腹部有压迫感，腹痛放射至胸部。
【询医】消化不良反复发作。
【询医】如腹痛持续6小时以上，可能是由其他肠道疾病（如阑尾炎）引发。
【询医】持续性呕吐，大便呈黑色或血样，并伴有全身乏力等症。

居家自疗

美味食疗

◎ **中药和胃汤**：取柴胡、白术、白芍各10克，薄荷7克，茯苓17克。将所有药材（薄荷后下）和1000毫升水一起煮，煮至剩下约500毫升水时即可熄火。此方具有疏肝理气、健脾和胃的作用。

◎ **补肾止泻汤**：取淮山、五味子各7克，吴茱萸、补骨脂各10克。将所有药材与750毫升的水放入锅内一起煮，煮至剩约500毫升水时可熄火。此汤可促进消化。

◎ **番茄山楂汁**：取番茄、山楂各30克，冰糖适量。将番茄和山楂分别洗净、切成小块，与冰糖一起放入榨汁机榨汁即可。此饮品可以刺激食欲、促进消化。

◎ **决明子茶**：取决明子20克，放入杯中，用500毫升沸水冲泡即可。此茶具有润肠、通便、解油腻的功效。腹泻患者不宜喝。

◎ **山楂荷叶茶**：取荷叶20克、炒山楂10克，加500毫升沸水进行冲泡，闷10分钟后即可饮用；或是将荷叶和山楂分别洗净后与500毫升水一起放入锅内，用大火煮滚后再转小火煮5～10分钟即可。此茶具有清热去火、降血脂、消水肿、利尿的功效。腹泻患者不宜喝。

◎ **神曲粥**：取神曲15克、粳米100克。先将神曲研成细末，用水浸泡5～10分钟，用水煎制，过滤留汁，加入粳米煮成稀粥。每日分为早、晚两次服用，连续服用3～5天可助胃肠蠕动、促进消化、增强食欲。

◎ **淮山薏米粥**：取淮山、薏米各17克，加入水共煮至薏米熟烂即可。此方可健胃整肠，改善消化不良。

◎ **山楂乌梅汁**：取炒山楂10克、乌梅20克，加入500毫升沸水进行冲泡，闷10分钟即可。胃溃疡患者不宜饮用。

◎ **何首乌陈皮饮**：取陈皮、丹参各10克，何首乌15克，加沸水一起冲泡，闷10分钟即可。

◎ **香蕉百合银耳汤**：取香蕉2根、鲜百合120克、银耳15克、冰糖适量。银耳浸水泡软，去蒂、撕成小朵；百合洗净、去蒂；香蕉切成薄片。接着再将银耳放入碗中，倒入4杯清水，放入蒸笼内蒸半小时，备用，最后将百合、香蕉片和蒸好的银耳放入炖盅中，加入冰糖，放入蒸笼中蒸半小时即可。

◎ **黄连汤**：取黄连、栀子各9克，黄芩、黄檗各6克。将所有材料一起用纱布包好，放入600毫升水中，煮至剩下200毫升即可，晾凉后即可。

◎ **生姜糯米粥**：取糯米100克、生姜10克、葱白20克、红花6克。先将生姜切成细丝，红花洗净，葱白切成葱花，糯米淘洗干净，然后将糯米、生姜、红花、葱白一同放入锅内，加适量清水，先用大火烧沸后，转小火再煮35分钟即成。此粥具有温胃健脾、益气止泻、生津止汗的作用，能促进胃液分泌，改善消化不良症状。

◎ **醋腌萝卜**：取白萝卜、白糖、醋各适量。白萝卜洗净切丁，拍碎，加入白糖及醋腌半小时后即可食用。

◎ **醋煲木瓜**：取醋300毫升、木瓜500克、生姜30克，一起用瓦煲煲熟即可。

香蕉百合银耳汤　　黄连汤

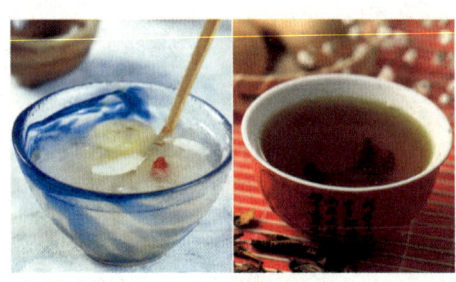

◎ **生姜末汁**：取生姜末3克，加入适量水煎制，然后加醋少许，趁热服下。本方适用于过食鱼腥、生冷瓜果蔬菜成滞者。

◎ **淮山粥**：取小米、淮山各适量，一起研成细末，共煮成糊后，加适量白糖即可。此方适用于小儿消化不良。

◎ **大麦芽神曲饮**：取大麦芽、神曲各15克，用水煎服。此方适用于胃弱、消化不良、饱腹胀者。

◎ **高粱籽粒饮**：取高粱籽粒30~60克，用水煎服。

按摩

1. 经常用拇指指腹或中指指腹按摩脾俞可有效减轻腹部胀满不适。
2. 经常用按摩棒按摩足三里能够缓解腹部胀满，改善消化不良等症状。
3. 双手重叠放在腹部，从腹中央开始，沿顺时针环转摩腹50圈，由内向外逐渐增大按摩范围，再沿逆时针方向摩腹50圈。
4. 双臂交叉于胸前，用双手拇指贴于胸前，其余四指贴于对侧腋下，提拿胸部肌肉，同时由内向外移动，反复3次。
5. 单手食指、中指、无名指并拢，沿顺时针方向揉摩中脘穴30次。
6. 按摩者用双手从被按摩者的一侧腹向对侧腹部拿捏，拿捏时提起腹部肌肉，提起稍停片刻，再松开前移，如此反复3次。
7. 取仰卧位，拇指伸出，其余四指并拢，然后用拇指指腹从膻中向两侧乳中分推，并沿肋间向外平推至胸侧，然后下移一个肋间隙，再从内向外分推，依次向下至腹部，反复3次。

小动作自愈操

◎ **缩小腹**：此法可调整胃酸，增强肠胃功能。具体做法：收缩肚脐周围的腹部肌肉，以拉动下腹部与丹田、命门产生共振（右图）。

◎ **牙齿叩击法**：将上下牙齿相互叩击，连续叩20~40次，以下颌关节不疲劳为度。早晚各1次，可改善消化不良症状。

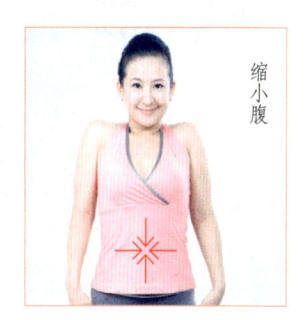

缩小腹

◎ **仰卧起坐**：可每天坚持做12～24个仰卧起坐，分两次完成，仰卧起坐的次数可逐渐增多。此法有利于腹肌的增强，从而缓解消化不良。

◎ **咽津法**：在刷牙漱口后，口唇微闭，用两腮和舌头沿齿龈内外做漱口运动，接着鼓腮，保持唾液在口中漱动约20次，再慢慢吞咽唾液。此法能增强舌头灵活性，保持唾液腺分泌通畅，生津并调整胃肠消化功能。

◎ **节律提肛法**：吸气时将注意力集中在会阴部，用力上提肛门，肛门紧缩持续片刻，然后随着呼气放松肛门，可连续做10～20下，以肛门不疲劳为度，每日两次，可促进肠部蠕动，进而有助于消化。

◎ **太极运动法**：打太极拳、练太极剑、做太极推手，皆可促进胃肠蠕动，进而促进消化。

其他妙招

◎ **热敷法**：把湿毛巾放进微波炉加热，然后趁热将湿毛巾用塑料袋装起来，放在腹部上方，躺下休息。这里需要注意的是，湿毛巾的热度应以不被烫伤为宜。除此之外，还可以将热水灌进暖水袋里，放在腹部进行热敷，同样也是以不被烫伤为宜。

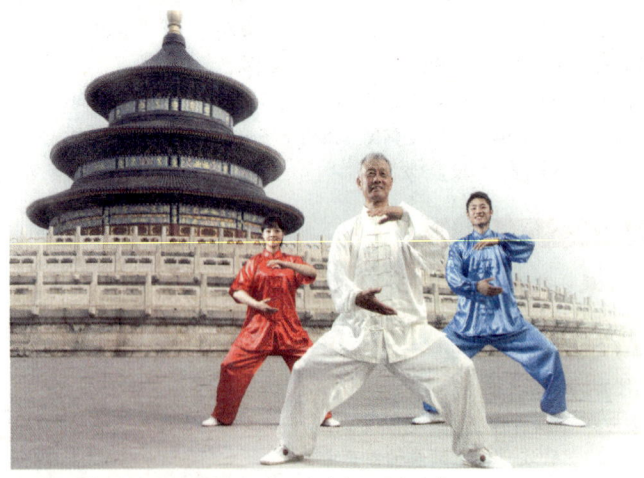

多练习太极拳可以促进肠胃运动，改善消化不良症状

脂肪肝：消除过多脂肪，还肝脏健康

症状自诊

【自疗】常感到疲乏无力。
【自疗】右上腹有沉重感，饭后感到腹胀。
【自疗】经常便秘，体重逐渐增加。
【自疗】出现黄疸、恶心、呕吐、疼痛和腹部紧胀等症状。
【询医】有上述不适并伴有糖尿病等其他疾病者。

居家自疗

美味食疗

◎ **山楂**：山楂含有山萜类及黄酮类成分，能有效降低血脂及低密度脂蛋白胆固醇的含量。

◎ **洋葱**：洋葱含有可降低低密度脂蛋白胆固醇的含硫化合物的混合物，有降血脂的作用。

◎ **香菇**：香菇是世界上第二大食用菌，富含多种营养成分，多食用能起到降血压、降低密度脂蛋白胆固醇的作用。

◎ **黑木耳**：黑木耳是一种营养丰富的食用菌，内含的最主要营养物质——多糖，能明显降低血脂，有效预防脂肪肝。

◎ **玉竹桂圆汤**：取玉竹3克、炙甘草2克、桂圆肉5克、红薯50克。红薯不用去皮，洗干净切块，用500毫升的水加所有材料一起煮沸后，再用小火炖煮2分钟即可。

◎ **山楂泽泻汤**：取生山楂30克、泽泻15

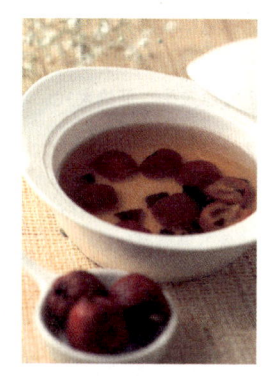

山楂泽泻汤

克，将其一起放入水中煎煮即可。每日1剂，分两次煎服。

◎**红花白芍汤**：取柴胡5克、白芍2克、红花1克、大燕麦适量。先将柴胡、白芍、红花加150毫升沸水闷泡5分钟，取汁液，往汁液中倒入大燕麦充分搅拌即可。可当早餐食用。

◎**枸杞子红枣羹**：取枸杞子15～30克，红枣15颗，花生米30克，加水共煮成羹即可。

◎**薏米茯苓麦芽粥**：取薏米50克，茯苓、麦芽各30克，粳米适量，加水共煮成粥即可。

◎**南瓜炒洋葱**：取洋葱350克，南瓜200克，蒜末适量，白糖半小匙，胡椒粉少许，盐、醋各1小匙。先将南瓜去皮，洗净，切块待用；洋葱去皮，洗净，切细圈待用。炒锅加油烧热后，炒香蒜末，放入南瓜和洋葱翻炒，接着放入盐、醋、白糖、胡椒粉，最后加适量水做熟即可。

◎**洋葱虾皮汤**：取虾皮50克，香菇5个，鸡蛋3个，洋葱2个，盐、味精、高汤各适量。将鸡蛋打散，加入盐、味精、适量高汤上笼蒸熟；洋葱切粒，香菇切片，与虾皮一起用沸水氽烫至熟，放在蒸好的蛋羹上；将锅烧热，倒入剩余高汤，加盐、味精煮沸，浇在海鲜蛋羹上即可。

按摩

1.经常用按摩棒按摩足三里可以降低血脂，预防脂肪肝。
2.用拇指指腹分别按压中脘、三阴交、足三里，每穴沿顺时针、逆时针各按压3～5分钟。
3.曲池穴是主肝的大穴，常用拇指按摩对侧的曲池穴可预防脂肪肝。

小动作自愈操

◎**摩腹揉肝**：早晨醒后、晚上睡前按摩腹部5～10分钟，然后移手掌至右肋骨下肝脏部位轻揉3～5分钟。

◎**掌心推腋窝**：取站位或坐位，上身挺直，身心放松，自然呼吸，接着将两只手手掌平放于肚脐上方，手腕平直，在掌心相贴的同时进行上下左右轻推，推至腋窝的时候再用力（图①），这样手掌心很快会感觉到温热。值得注意的是，在整个运动的过程中，手腕必须保持平直。这个动作能加速血液循环，有效改善血液不畅。

◎ **单孔呼吸法**：单孔呼吸可改善肝病。具体做法：把嘴巴闭上，用食指关节把一边的鼻孔堵住，用另一边鼻孔吸气，吸满后再由另一鼻孔呼气（图②）。

◎ **呼吸动肋法**：这个小动作能够通过对肺脏与肝（胆）脏进行按摩，改善肝病。具体做法：把嘴巴闭上，先用鼻子吸气，吸气时肋骨一定要用力扩张。当气到肋骨后再由嘴吐出（图③）。值得注意的是，吐气时，一定要用力收缩肋骨。

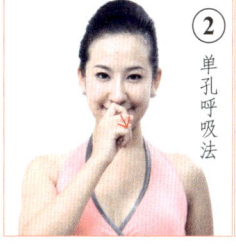

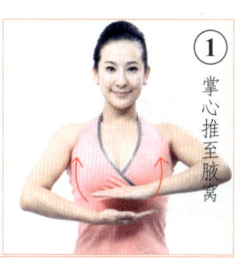

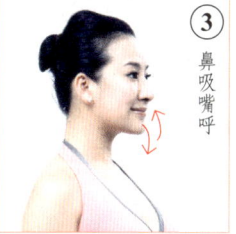

① 掌心推至腋窝

② 单孔呼吸法

③ 鼻吸嘴呼

其他妙招

◎ **灸关元穴**：关元穴位于下腹部，前正中线上，脐下4横指处。受术者仰卧，施术者将艾条的一端点燃后，对准关元穴进行熏灸。艾条应放在距离皮肤2~3厘米处，局部以有温热感但不灼痛为宜。也可用艾炷隔姜片、蒜片进行熏灸，每日1次（图④）。

◎ **灸足三里穴**：足三里穴位于膝盖骨外侧下方凹陷往下约4指宽处。灸足三里的操作方法是：受术者取仰卧位或坐位，施术者将艾条的一端点燃后，对准其足三里穴熏灸10~15分钟。艾条应距离皮肤2~3厘米，局部以有温热感但不灼痛

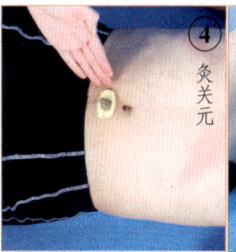

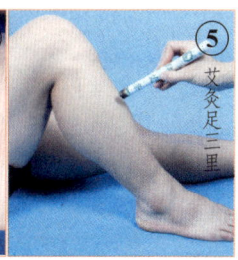

④ 灸关元

⑤ 艾灸足三里

为宜。也可用艾炷隔姜片、蒜片进行熏灸，每日1次。灸完将艾条拿开即可（图⑤）。

国医小课堂

易患脂肪肝的人群

◎**患糖尿病人群。**约有半数的糖尿病（非胰岛素依赖型糖尿病）患者伴有脂肪肝，因为糖尿病患者体内的葡萄糖和脂肪酸不能被很好地利用，脂蛋白的合成出现障碍，大多数葡萄糖和脂肪酸在肝脏内转变成脂肪，最终使脂肪在肝内存积下来，引发脂肪肝。

◎**酗酒者。**一般来说，轻度脂肪肝患者只要在禁酒4~6周以后，病症就会有所缓解。所以，对于酗酒的脂肪肝患者来说，要想防治脂肪肝，首先需要做的就是戒酒。

◎**营养不良人群。**长期饥饿或消化吸收障碍者也易患上脂肪肝，因为机体缺乏蛋白质，形成载脂蛋白的原料枯竭，致甘油三酯积存而发生脂肪肝。

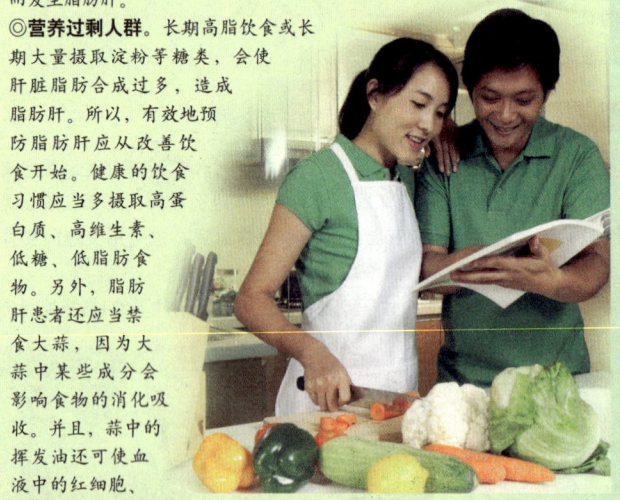

◎**营养过剩人群。**长期高脂饮食或长期大量摄取淀粉等糖类，会使肝脏脂肪合成过多，造成脂肪肝。所以，有效地预防脂肪肝应从改善饮食开始。健康的饮食习惯应当多摄取高蛋白质、高维生素、低糖、低脂肪食物。另外，脂肪肝患者还应当禁食大蒜，因为大蒜中某些成分会影响食物的消化吸收。并且，蒜中的挥发油还可使血液中的红细胞、血红蛋白减少，对于脂肪肝患者的治疗不利。

多吃果蔬，避免营养过剩，可以远离脂肪肝

食欲不振：增强食欲，带来好胃口

症状自诊

【自疗】东西吃到一半就不想吃了。
【自疗】看到食物没有胃口。
【自疗】时常感到恶心。
【询医】疑心食欲不振是由其他疾病引起的。

居家自疗

美味食疗

◎**乌梅**：乌梅富含柠檬酸、苹果酸、琥珀酸等成分，具有收敛生津、安蛔驱虫的功能。经常食用，可治久咳、久泻、便血、反胃、虚热烦渴、蛔厥腹痛等症。另外，其中所含的柠檬酸也具开胃助消化功能。

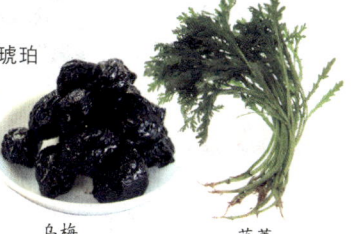

乌梅　　茼蒿

◎**茼蒿**：茼蒿可以强化胃肠器官，其含有的特殊香味的挥发油有助于宽中理气、消食开胃、增加食欲。

◎**玉竹**：玉竹有养阴润燥、除烦止渴、补中益气、增强食欲的功效。

◎**苍术平胃散**：取苍术120克、厚朴90克、陈皮60克、炙甘草30克、生姜2片、红枣2颗。苍术去黑皮，捣为粗末，炒至呈黄色；厚朴去粗皮，涂生姜汁，炙至香熟；陈皮洗净，焙干；将苍术、厚朴、陈皮、甘草捣散，加水300毫升，放入生姜和红枣，同煎至180毫升水，去渣。此方应空腹时温服，具有燥湿健脾、消胀散满的作用，能够增强食欲。

◎**金橘蜜酒**：取金橘600克、蜂蜜120克、白酒1500毫升。先将金橘洗净，晾干，拍松或切瓣，与蜂蜜一同放到白酒中，密封浸泡2个月即成。

每日应服两次，每次服15~20克。

◎**人参藿香汤**：取人参、藿香、远志、菖蒲、白术、白芷、陈皮各适量。藿香去梗，远志去心，陈皮去白、切片、焙好。再将人参、藿香、远志、菖蒲、白术、白芷、陈皮一起研制成末，水煎即可。此方应饭前温服，可补气血、缓解疲劳、增强食欲。

◎**当归茯苓汁**：取白茯苓、当归、芍药、炙甘草各50克，桂皮75克。先将白茯苓去黑皮、桂皮去粗皮，再微灸当归，接着将白茯苓、当归、芍药、甘草、桂皮研制成粉末，水煎，最后除去渣。此方应空腹温服，可缓解胃膨胀感，减轻打嗝等症状，从而起到增强食欲的作用。

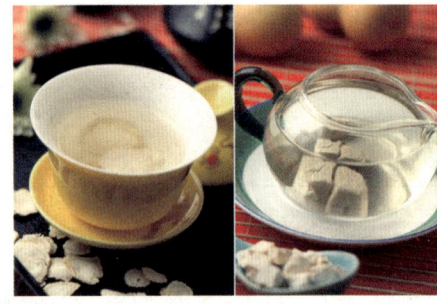

人参藿香汤　　　　当归茯苓汁

按摩

1.经常用掌心按摩脾俞，可以给内脏注入活力，增强食欲。

2.拇指指腹和食指指腹相对用力，按捏大肠反射区或小肠反射区，两耳交替进行，反复按捏，力度适中，至耳部发热。长期坚持，可缓解食欲不振、消化不良、腹痛、腹泻等症。

小动作自愈操

◎**拇指按摩法**：取坐位或站位，先用左手按摩右手的拇指根，再用右手按摩左手的拇指根，可起到增强食欲的效果。

其他妙招

◎**心理调护法**：经常保持情绪稳定也能预防食欲不振。有烦恼事情的时候，要学会自我调解。

便秘：不受便秘困扰，舒畅、惬意地生活

症状自诊

- 【自疗】排便困难、疼痛，大便硬结。
- 【自疗】成人3天未解大便，儿童4天未解大便。
- 【询医】便秘的同时，伴有发热、下腹痛等症状，且大便稀薄。
- 【询医】年老、活动不便的人持续1周以上的便秘。
- 【询医】如果便中带血，可能伴有其他疾病。

居家自疗

美味食疗

◎**苹果**：苹果（尤其是果皮的部分）含有水溶性膳食纤维——果胶，能让粪便变柔软，从而保护肠壁。

◎**魔芋**：魔芋含有丰富的葡甘露聚糖膳食纤维，但值得注意的是，在食用魔芋的同时要均衡搭配谷类、蔬菜、海藻、菇类等食品，以摄取充足的水分。

◎**五仁粳米粥**：取芝麻、松子仁、柏子仁、胡桃仁、甜杏仁各10克，粳米100克，白糖少许。将芝麻、松子仁、柏子仁、胡桃仁、甜杏仁碾碎，放入粳米，加适量的水，共煮成粥。服用时加少许白糖，每日分早、晚服用。此粥对于气血两虚引起的便秘有很好的疗效。

◎**芝麻杏仁粥**：取黑芝麻30克、杏仁50克、冰糖或蜂蜜适量、粳米200克。将黑芝麻磨成粉状，杏仁捣碎，再将其与粳米同煮成粥，依个人喜好加入冰糖或蜂蜜即可。黑芝麻与杏仁皆含有油脂，可以润肠通便；蜂蜜也有润肠作用。燥热体质者不适合吃，以免导致口干舌燥。

◎**决明子苁蓉粥**：取决明子15克、肉苁蓉10克、粳米200克。将决明子、肉苁蓉放入锅中并加入500毫升水，先用中火煮滚，再转小火，煮10～15分

钟取汁，再与粳米同煮成粥即可。肉苁蓉可滋润肠道，帮助肠胃蠕动，决明子有泻下及滋阴补虚的作用。因此，此粥对于由气虚引起的便秘有很好的疗效。

◎**鱼腥草蒸猪大肠**：取鲜鱼腥草150克、猪大肠200克、盐适量。将鱼腥草塞入猪大肠内，用线系紧，加盐调味，隔水蒸熟即可。此方可以缓解肠燥引起的便秘。

◎**番泻叶蜂蜜茶**：取番泻叶、蜂蜜各适量。先将番泻叶用沸水冲泡，加入蜂蜜调匀即可。此茶可改善肠燥便秘。

◎**黄芪苏麻粥**：取火麻仁、苏子各50克，黄芪10克，粳米适量。将火麻仁、苏子、黄芪烘干研末，加适量水搅匀，待粗粒下沉后，取药汁，倒入粳米中煮成粥。此粥可缓解气虚引起的便秘。

◎**白薯小米粥**：取白薯300克、小米100克、白糖少许。白薯洗净去皮，切成小块，与小米一同煮粥，待粥熟后加入白糖调匀即可服用。此粥适用于肠燥导致的便秘者。

◎**凉拌魔芋丝**：取魔芋150克、小黄瓜1根、金针菇50克，酱油、香油、白醋各1大匙。魔芋切细丝、金针菇洗净，分别放入滚水中余烫、捞起、沥干备用；小黄瓜洗净、切丝，放在碗中加白醋拌一下、捞出，以冷开水冲净、沥干备用；将所有材料全部放入碗中，加入酱油、白醋和香油搅拌均匀即可。

按摩

1.双手重叠，掌心朝下，按于脐部，以肚脐为中心，先沿顺时针方向推摩腹部，再沿逆时针方向进行推摩，推摩的范围可以逐渐扩大，注意推摩时力度要适中，推摩完后再轻拍腹部15次（图①）。

2.从位于手掌面手腕处、靠近小指尾端的神门摩擦至小指的指端，此按摩方法对顽固性便秘的疗效显著。

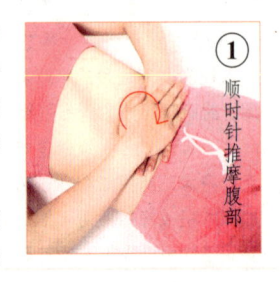

3.用按摩棒按压承山穴，每次1分钟，再拿捏承山周围的腓肠肌，每次拿捏

30次。口臭者加按足三里1分钟,腹冷痛者加按三阴交1分钟(图②、图③)。

4.用拇指指腹按揉中脘、关元、天枢、大巨、巨阙,注意按揉时力度要适中,每穴每次各2分钟(图④)。

5.按摩者用拇指指腹按揉被按摩者的手三里、三阴交、足三里,注意按揉时用力要稍重,每穴每次5各分钟,以被按摩者感觉酸胀为宜(图⑤)。

② 按压承山

③ 拿捏承山周围腓肠肌

④ 按揉天枢

⑤ 按揉三阴交

⑥ 摩擦腰骶

⑦ 按揉大肠俞

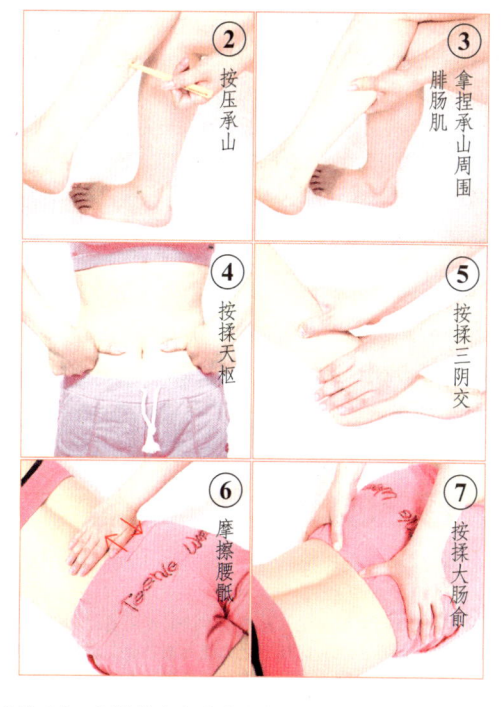

6.按摩者在被按摩者的腰骶部做上下快速摩擦动作,以被按摩者感觉温热为宜(图⑥)。

7.被按摩者俯卧,按摩者用拇指指腹按揉被按摩者的脾俞、胃俞、肝俞、大肠俞、肾俞,每穴每次各5分钟,以被按摩者感觉酸胀为宜(图⑦)。

小动作自愈操

◎ **运动辅疗**:单脚跳跃、跳绳或经常跑步和走路都可以促进肠胃蠕动。

◎ **晃动臀部**:大便时将臀部轻轻地上下晃动,经过一段时间大便就会顺着肠壁往下滑落,最后排出肛门,不需要用力屏气。

◎ **两脚下蹬**:仰卧,上肢不动,两腿向上伸直,两脚交替下蹬,每秒蹬1次,每次两脚各蹬100~200次,体能好的可增加下蹬的次数。

◎**转腰**：取站位，两手叉腰，将腰腹部从直立位置分别向左、向前、向右、向后进行扭腰，即沿顺时针方向扭转，再按相反方向扭转。反复进行5~10分钟。

◎**收腹鼓腹**：平时要形成吸气时收腹、呼气时鼓腹的习惯，因为吸气时，气经脐孔时可进入胸腑；呼气时鼓腹，气就可由胸腹经脐孔而出。只要坚持一段时间，就会感觉腹部发热、肠鸣音增强，从而呼吸平顺、食欲增强，大便转为正常。

其他妙招

◎**切忌用力排便**：排便切不可过分用力，否则可能会导致痔疮或肛裂，造成肛门变窄，不仅令人痛苦，而且还会使便秘更严重。

◎**切忌忍便**：绝对不要忽视便意，有便意应立即去排解，长期忍便是诱发便秘的因素之一。

◎**肥皂疗法**：将肥皂削成菱形，塞入肛门内，静卧片刻再临厕。

国医小课堂

关于洗肠

洗肠就是把一根塑料管从肛门插入肠道，通过水反复注入和排出，将肠内的废物溶化、稀释，再将稀释的粪便排出来。其实，洗肠并不能真正排毒，现有洗肠方式只能起到通便、排宿便的作用。说到底，洗肠类似开塞露的作用，不能防治便秘。至于治病，洗肠的确能缓和一些糖尿病、肝病患者的并发症，但是治标不治本。从这点上说，洗肠适宜于长期便秘的患者，新陈代谢正常的人群没必要洗肠。接下来，让我们了解一下洗肠的注意事项。

◎**灌肠水量有讲究**。灌肠水量的多少很有讲究，因为每个人的耐受性各不相同，特别是患有其他疾病者，包括肠粘连、肠扭转、溃疡性结肠炎甚至肿瘤等。如果水量控制不好，就会导致肠穿孔。

◎**要预测洗肠后会出现的后果**。用液体灌入肠道时是不能出现分毫差错的。如果有的人肛门括约肌比较松弛，灌入100毫升水，可能要流出5毫升。特别是女性，肛门离尿道、阴道口很近，灌洗液中的大便流出时很容易使尿道和阴道受到感染。

◎**洗肠的次数不宜过多**。如果经常洗肠，外来导管在肛门处进进出出，会使肛门括约肌更为松弛，导致便意的敏感性变差。

第六章　生殖系统疾病及不适

月经不调：月经规律，女性才能气色红润

症状自诊

【自疗】出现周期性、阵发性小腹疼痛，并且疼痛感放射至会阴及腰骶部，即为痛经发作的症状。

【自疗】出现断经现象（怀孕除外），此现象大多由运动过度或厌食引起。

【自疗】月经流量大，可能是由压力引起的。

【询医】痛经并伴有恶心、呕吐、尿频、腹泻，严重的可出现面色苍白、手足发冷、昏厥等症状。

【询医】由子宫内膜异位或其他一些骨盆损伤、骨盆感染等病症引起的月经不调。

【询医】月经问题久治无效者不宜坚持自疗，应到医院进行妇科检查，以排除生殖器炎症及其他器质性疾病。

居家自疗

《美味食疗》

◎ **红枣**：红枣能够补血补气，尤为适用于身体虚弱、气血不足的月经不调者。

◎ **荠菜**：荠菜中的荠菜酸具有止血的作用，能够理气活血，有效缓解女性的月经不调症状。

◎ **姜艾薏米粥**：取薏米30克，艾叶、干姜各9克。将干姜和艾叶水煎后过滤留汁，倒入薏米煮成粥即可。应趁热食用，每日两次。此粥可缓解寒湿凝滞型痛经。

◎ **生姜花椒饮**：取红枣10颗、生姜25克、花椒10克，一起放入锅里，加水共煎即可。腹痛时服下或经前两天预服，每日1剂，分早、晚两次分服。

◎ **益母草汁**：取益母草15克，加水煎制，水沸后加入适量红糖即可。腹

痛时服下。

◎**生姜糖水**：取生姜25克，加适量清水煎制，待水沸后加入适量红糖即可。腹痛时服下。

◎**丹参月季酒**：取当归30克，红花20克，丹参、月季各15克，将其一起研末，再用纱布包好，然后浸入1500毫升米酒中，封口，待7日后即可饮用。将酒温热，空腹服下，每日分两次服用，每次15～30毫升。此酒的主要功效为调经养血、理气活血。

按摩

1.将双手放置于小腹侧面，朝着外生殖器方向由后向前斜擦（切记不是往返擦动），每次5分钟，力度稍重，稍感温热即可（图①）。

2.双手食指、中指合拢并缓缓地点揉子宫，每次5分钟，力度稍重，微感酸胀即可（图②）。

3.被按摩者仰卧，按摩者先将手心搓热，再用手掌掌心按揉其小腹部，力度稍重，至被按摩者稍感温热即可（图③）。

4.被按摩者取俯卧位，按摩者用手掌掌心横擦被按摩者的腰骶部，至被按摩者稍感温热即可。如被按摩者的经血色暗且伴有瘀块，可击打其腰骶部50次。

5.先用按摩棒揉捻右脚上的太冲，用时5分钟，至稍感酸胀即可，再揉捻左脚上的太冲，用时也为5分钟（图④）。

6.按摩者分别按揉被按摩者的命门、肾俞各2分钟，至被按摩者感觉温热即可。

7.用拇指指腹按揉三阴交，每次1分钟，稍感酸胀即可（图⑤）。

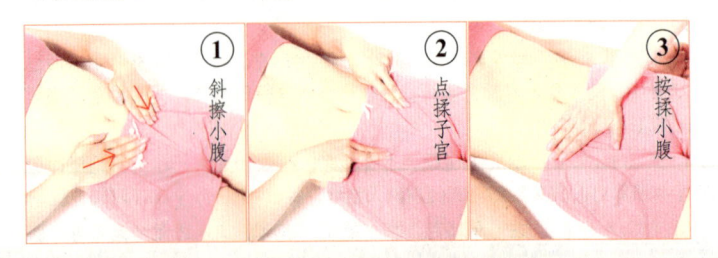

① 斜擦小腹
② 点揉子宫
③ 按揉小腹

8.被按摩者取坐位,按摩者用手掌从被按摩者和肩胛下缘平齐的脊椎棘突下向两侧分推,并沿肋间向胸部推摩,反复推摩30次,被按摩者稍感温热即可(图⑥)。

9.将拇指重叠按揉气海、关元、中极,力度要适中,每穴每次各1分钟(图⑦)。

10.按摩者用拇指指腹按揉被按摩者的足三里、阴陵泉、血海穴,每穴每次各2分钟(图⑧)。

④ 揉捻太冲

⑤ 按揉三阴交

⑥ 分推脊椎

⑦ 按揉气海

⑧ 按揉阴陵泉

小动作自愈操

◎ **转肩**:自然站立,全身放松,双手自然垂放于身体两侧,双脚分开与肩同宽,先调整呼吸,然后双肩按向上、向后、向下、向前的顺序进行转动(图⑨),连续转10次。随后,肩膀再按照向前、向上、向后、向下的顺序转动360度,连续转10次。两个动作做完之后,再深呼吸一下,抖动转肩。此动作有助于舒肝通络、活血顺气,能缓解由月经不调引起的痛经和闭经等症。

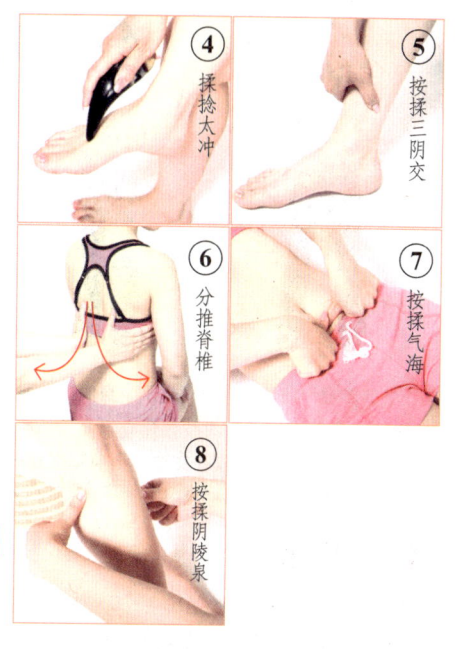

◎ **抖动**:自然站立,全身放松,双手自然垂放于身体两侧,双脚分开与肩同宽(图⑩)。先做几次深呼吸,接着双膝微屈,呈稍微下蹲状(图⑪),然后自然轻松地抖动双腿,抖动的时间为1~2分钟。其间,抖动的频率为每分钟约150次,且抖动要有弹性和节律。待快停止时,动作要逐渐地减慢,直至完全停止,不宜忽然停下。

◎ **转圈**:先在腰骨最突出的部分用力缠上宽皮筋和长筒袜,然后自然站立,双手叉腰,双脚分开与肩同宽,慢慢转圈以扭动腰部,自左向右和自右向左

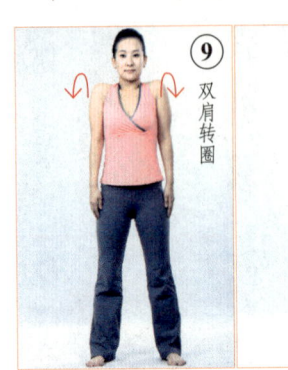

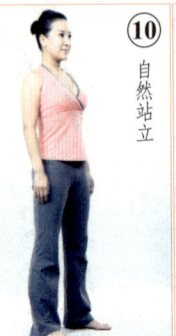

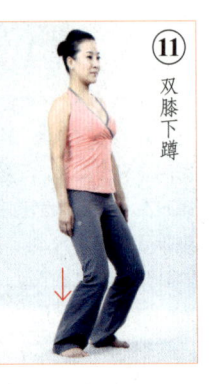

⑨ 双肩转圈　⑩ 自然站立　⑪ 双膝下蹲

向左各转20圈。此动作能够促进下半身的血液循环，减轻痛经，调整月经。

◎ **转腿**：平躺在床上，四肢张开成"大"字形，然后保持腰部不动，转动下半身，先将右腿举起放在左边，再换脚重复一样的动作，反复做4次。运动时，如感到吃力，可暂停歇息。

其他妙招

◎ **青盐白芷敷法**：将白芷10克、青盐100克、五灵脂6克共炒热后，用布将其包好敷于小腹部即可。1日可敷两次。

◎ **葱白生姜敷法**：将葱白100克、生姜50克、食盐250克共捣烂后一起炒热，用净布包好敷于气海穴。1日两次。

◎ **益母草敷法**：将益母草和苎麻根各100克，分别洗净、切碎，再加黄酒一起炒热，敷于小腹部即可。1日可敷两次。

◎ **吴茱萸敷法**：取肉桂、吴茱萸各10克，小茴香20克，一起共研成细末，再倒入适量白酒一起炒热，用布将所有材料包好敷于脐部，冷却后可再炒再敷。此法适用于寒湿凝滞型月经不调。

◎ **热毛巾敷法**：用热毛巾敷下腹部可缓解因月经不调而引起的痛经。

◎ **洗热水澡**：洗热水澡同样能够缓解月经不调。如果在洗热水澡时，在水中加入天竺葵香油或洋甘菊精油效果更佳。

◎ **泡脚**：用热水泡脚能够缓解月经不调带来的不适。在泡脚时，如果水凉了要及时添加热水，否则会适得其反。泡脚的时间以15分钟为宜。

阳痿：性功能障碍的罪魁祸首

症状自诊

【自疗】只是偶尔出现。
【自疗】如果不能保持阴茎勃起的症状持续存在，此为慢性阳痿。
【自疗】突发性阳痿，但在手淫及清晨时仍可勃起。
【询医】自疗后症状仍没有改观。
【询医】疑似由其他疾病引起。

居家自疗

《美味食疗》

◎ **韭菜子牛鞭汤**：取韭菜子、菟丝子、淫羊藿各15克，牛鞭1根。先将牛鞭洗净切段，再将其与韭菜子、菟丝子、淫羊藿加水共煮即可。弃药渣，吃肉喝汤。

◎ **甘草龙骨牡蛎汤**：取甘草6克，红枣12颗，桂枝、芍药、生姜、龙骨、牡蛎各9克，加入700毫升水煎制即可。此方忌与海藻、猪肉、生葱等一起食用。

◎ **人参红枣汤**：取嫩鸡1只，人参1根，大蒜3瓣，生姜1块，红枣数颗，糯米、芝麻各15克，盐、胡椒粉各适量。将人参、大蒜、生姜、红枣、芝麻、糯米分别装入鸡肚内，用绳子把鸡捆起来，加水放入锅中，水要没过全部材料，然后用大火煮鸡，水沸后去掉浮沫，继续煮至鸡与其他材料皆熟烂，最后放入盐和胡椒粉进行调味即可。

◎ **百合淮山蛋糖汁**：取淮山30克、百合60克、熟鸡蛋黄两个、冰糖适量。将鸡蛋黄捣碎；淮山、百合分别洗净，放入锅中同三碗水一起熬煎，煎至剩两碗水时，加入捣碎的鸡蛋黄拌匀，再加入冰糖搅匀后即可。

◎ **核桃仁炒韭菜**：取核桃仁60克，韭菜150克，盐、味精、香油各适量。

先用香油将核桃仁炒黄,并将韭菜洗净切段,再把核桃仁和韭菜倒入锅里用油炒熟,最后加入盐、味精进行调味即可。此方适用于由肾虚所致的阳痿患者,因为核桃仁具有强肾的功能,韭菜更是被称为"壮阳草",所以两者相结合效果更佳。

按摩

1. 用双手拇指、食指、中指捻动阴茎根部的精索,力度适中,稍感酸胀即可。
2. 双手食指、中指、无名指的指腹分别按摩两边的腹股沟,即从左右的腹部由外而内向阴茎根部方向按摩,力度适中,左右各50次(图①)。
3. 单手食指、中指、无名指并拢,沿顺时针方向摩擦涌泉穴100次,至脚心发热即可(图②)。
4. 用双手的食指和中指分别托住阴囊的左右侧下面,再用拇指轻轻隔阴囊揉搓睾丸的上面,力度适中,切忌捏痛,左右各150~200次。
5. 被按摩者仰卧,按摩者用手掌掌根沿顺时针按摩被按摩者的神阙、关元、足三里穴,力度要适中,每穴每次各2分钟(图③)。
6. 按摩者用拇指指腹按揉被按摩者的气海穴2分钟。
7. 按摩者用手掌掌心沿逆时针方向按摩被按摩者的小腹,每次5分钟,力度适中,至被按摩者感温热即可。
8. 被按摩者俯卧,按摩者用手掌小鱼际快速搓擦其腰骶部,至稍感微热即可(图④)。
9. 被按摩者俯卧,按摩者用双手拇指按揉被按摩者的命门、肾俞穴各3分钟,力度适中,至被按摩者稍感酸胀即可。

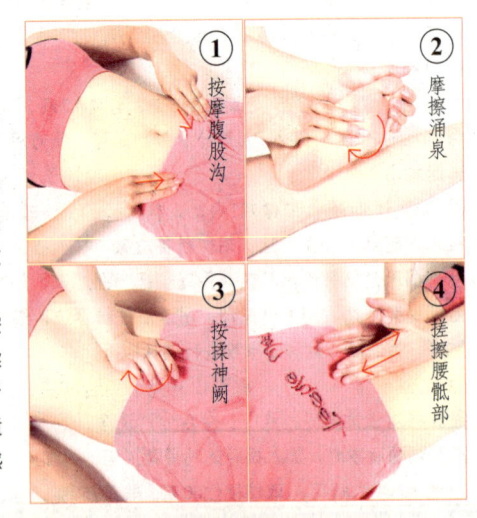

前列腺炎：将难言之痛一网打尽

症状自诊

【询医】 有发热、寒战、全身乏力、尿频、尿急、腰骶部或会阴部疼痛、前列腺肿大并有明显触痛等症状，此乃急性前列腺炎。急性前列腺炎发病急，应用抗生素控制感染，如出现脓肿，应切开引流。

【询医】 腹下区、会阴部、阴囊或尿道口出现烧灼样疼痛；清晨或大便后，尿道口有白色黏液样物质；有遗精、早泄及阳痿的现象。此乃慢性前列腺炎。慢性前列腺炎治疗比较困难，疗程较长，需多种抗生素交替使用。

居家自疗

美味食疗

◎ **南瓜子**：取南瓜子30克，去壳生食即可。

◎ **白兰花瘦肉粥**：取瘦猪肉150克、鲜白兰花30克。先将瘦猪肉洗净、切块，再与白兰花加水共煮即可。

◎ **紫茉莉花根饮**：取紫茉莉花根60克，去皮、切碎，再加水煮沸，用小火煎片刻即可。每日1剂。

◎ **槐花汁**：取小槐花10克，加水共煎即可。

◎ **绿豆大肠汤**：取绿豆60克、去油猪大肠120克，两者洗净后加水共煮即可。此汤适用于湿热型急性前列腺炎。

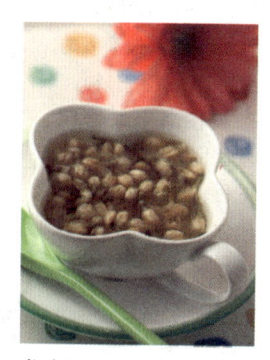

槐花汁

◎ **二鲜饮**：取鲜藕、鲜茅根各适量，将两者切碎，加入适量水共煮，煮熟去渣取汁即可。此饮品适用于血热型急性前列腺炎。

◎ **丝瓜粥**：取丝瓜1根、大米50克、白糖适量。丝瓜洗净、切段，大米煮粥，半熟时倒入丝瓜，全熟后拿掉丝瓜，再往粥里添加适量的白糖调味即可。此粥可当早餐食用，尤为适用于湿热型急性前列腺炎。

◎ **红小豆鱼汤**：取红小豆50克，鲤鱼或鲫鱼1条。先煮鱼，待熟后去鱼留汤；另取水将红小豆熬成粥，待熟时倒入鱼汤调匀即可。此汤尤为适用于湿热下注型急性前列腺炎。

按摩

1. 按摩者用手掌掌心沿逆时针方向按摩被按摩者的小腹部位，以被按摩者稍感温热即可，此动作每次5分钟。

2. 用双手拇指和食指掐按中极、阴陵泉、三阴交穴各2分钟。

3. 食指、中指、无名指并拢，用三指摩擦外关穴50次，至脚心稍感发热即可。

4. 仰卧，双手重叠放在脐下3寸丹田处，分别沿顺时针、逆时针方向各旋转按揉30次，力度要轻柔（图①）。

5. 左手的食指、中指、无名指并拢，用三指的指腹自左向右轻轻按压小腹1～2秒，反复20次（图②）。

6. 按摩者用食指指腹轻轻地按揉被按摩者的会阴穴，每次2分钟。

7. 被按摩者取俯卧位，按摩者双手互搓至热，用手掌横擦被按摩者的腰骶部，至被按摩者稍感温热即可（图③）。

8. 被按摩者取仰卧位，屈膝，按摩者用手掌自上而下揉搓被按摩者的大腿内侧，力度适中，反复30次（图④）。

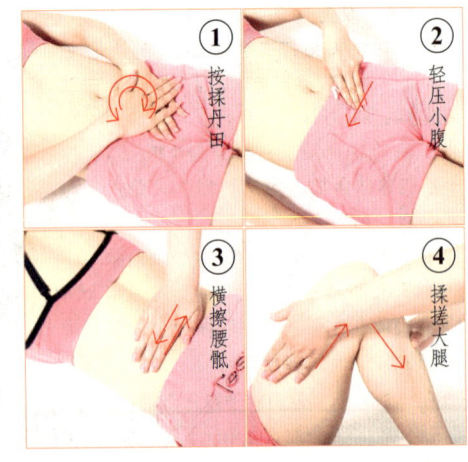

① 按揉丹田
② 轻压小腹
③ 横擦腰骶
④ 揉搓大腿

9.按摩者用双手的拇指指腹按压被按摩者的关元、五枢、神门、内关、间使、合谷、太溪等穴,力度适中,每穴每次各2分钟。

小动作自愈操

◎ **弯腰**:自然站立,身心放松,两脚叉开与肩同宽,然后头部慢慢向后仰,抬起肩膀,身体继续向后仰,达到最大限度时停止向后仰,保持此动作7~10秒。长期坚持,能够有效减轻前列腺炎症状。

◎ **提臀操**:身心放松,仰卧于床,双腿并拢,双手自然垂放于身体两侧(图⑤);双腿逐渐屈曲(图⑥);用双手和双脚支撑着身体,逐渐抬高臀部至离床面15厘米,同时深吸气和提肛(图⑦),保持3~6秒,缓缓地放下臀部,回到起始动作,全身放松,进行深呼吸。此动作反复进行9~36次。

◎ **抖膝部**:先站立,双手自然下垂,身心放松,两脚分开与肩同宽(图⑧),臀部逐渐下蹲,并以每秒2~3次的频率抖动膝部(图⑨),抖动时长为1~2分钟,抖动时会感觉到浑身肌肉连同睾丸处都在震颤。这个动作能够引起睾丸的震颤,从而保证睾丸气血畅通,有效缓解前列腺炎。

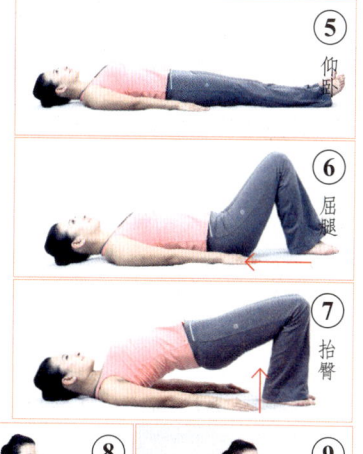

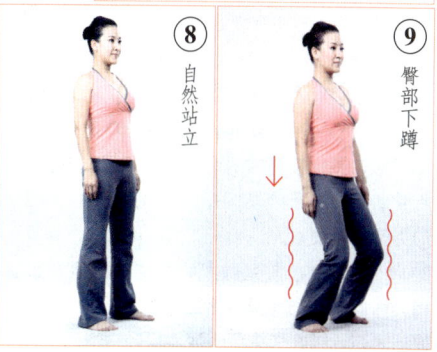

◎**叉腿**：坐在地板或床面上，双腿先向前伸直，接着慢慢地分别向两边张开双腿。在整个过程中，双腿都要保持伸直，不要弯曲，并且大腿的背面与小腿的腿肚都要平贴地面。这个动作可以通过扩张双腿来拉动会阴部的肌肉，锻炼会阴部器官，有效减轻前列腺炎。

◎**压腿**：先坐在床上，身心放松，双腿和双手同时向前缓缓伸直，然后上半身慢慢地尽力向前往下压，最好能做到手指摸到脚趾。在整个过程中，双脚都要保持伸直。保持这个动作数秒后，再慢慢恢复到坐姿，可反复进行。这个动作主要通过对腹部和阴部器官的锻炼来改善性功能、加强性器官的控制能力，以此改善和缓解前列腺炎。

其他妙招

◎**小茴香熏洗**：取小茴香、防风、荆芥各适量，加水一起煎，煎后将药水倒入水温42摄氏度左右的浴池里，进行洗浴即可。洗浴的过程中，要注意水的温度不宜过热或过凉。可以每天照此方法洗浴1次，长期坚持可有效缓解前列腺炎。

◎**蜗牛肉敷法**：取蚯蚓2条、蜗牛2只、车前子末2克，先将蚯蚓和蜗牛肉捣烂，再将其和车前子末混合调匀，将其敷在脐部，外用纱布固定，早晚各1次。

◎**药带敷法**：取金钱草、败酱草各20克，刘寄奴、白花蛇舌草各30克，桃仁、红花、乌药、萆薢各15克，车前子12克，制香附8克，一起研成细末，然后用纱布将其包好敷于小腹部即可。

◎**田螺车前子敷法**：取连须大葱3棵、鲜车前子30克、田螺7个、淡豆豉10颗、食盐1克，将所有材料放在一起捣成泥后敷于脐部即可。早晚各换药1次。

◎**注意性生活**：频繁的性生活会使男性的前列腺充血，如果再加上性生活不洁，更能使男性的会阴部受到感染或加深感染。因此，男性应当注意性生活不要过于频繁，并且要避免不洁的性生活，尤其是已患有前列腺炎的男性更应注意。

◎**放松心情**：前列腺炎的产生有生理方面的原因，也有心理方面的原因。因此，前列腺炎患者应当多听轻松的音乐，多参加一些唱歌、跳舞等娱乐活动，以此来缓解心情，减轻病情。

阴道炎：拒绝阴道炎要从身边小事做起

症状自诊

【询医】 白带污浊、带泡沫、有臭味，并呈灰黄色、乳白色或黄白色稀薄液体，有时也为黄绿色脓性泡沫，此为滴虫性阴道炎。

【询医】 白带呈水样、凝乳样或软膏样，或有白色片状物和屑粒状，甚至有豆腐渣样，此为霉菌性阴道炎。

【询医】 白带呈脓性为淋病性阴道炎。

【询医】 白带呈黄水样，感染严重时分泌物可转变为脓性并有臭味，偶有点滴出血症状，此为老年性阴道炎。

居家自疗

美味食疗

◎ **酸奶**：嗜酸菌可帮助恢复阴道的细菌平衡，有效预防、缓解阴道炎。但是并不是每种酸奶都含有此成分，因此在购买酸奶之前要注意看清配料表。

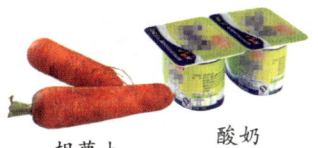

胡萝卜　　酸奶

◎ **胡萝卜**：胡萝卜具有提高免疫力、抵抗真菌侵入的功效。

其他妙招

◎ **酸奶疗法**：将半杯酸奶倒在干净的毛巾上，然后将其敷在阴道部位15分钟，再用温水冲掉残留在阴道部位的酸奶，最后把吹风机调成热风将外阴周围吹干。

◎ **茶包疗法**：茶包中的单宁酸能够缓解阴道的炎症，具有止痒的作用，可以先用开水将茶包泡开，放进冰箱里冷却之后敷在患处。

◎ **冷毛巾敷法**：将毛巾浸冷，然后将其直接敷于患处。冷水可使血管紧缩，这种敷法能够缓解阴道炎带来的不适。

◎**苦参茶熏法**：苦参茶能够清热泻火，有效缓解阴道炎症状。可以将绿茶25克、苦参150克，加入1500毫升水中共煮，10分钟后趁热先熏后洗患处（也可酌加少量明矾）。每天可以使用1次。

◎**蛇床子汁熏法**：将蛇床子、苦参、黄檗一起用水煎30分钟后去渣取液，将其熏洗于外阴部即可。每天2～3次，7天为一个疗程。

◎**甘草汁熏法**：取甘草30克，用水煮约20分钟，去渣取液即可熏洗于外阴部。

◎**大蒜汁疗法**：大蒜汁可有效杀灭真菌，临床上已有蒜素针剂用于静脉给药的例子。当然，局部外用效果也不错。具体做法：将大蒜洗净捣烂取汁，纱布消毒后用大蒜汁浸透，然后将其塞入阴道内30分钟，每天1次。但因其刺激性强，易灼伤黏膜。因此，此疗法应在医生的指导下进行。

◎**鲜凤仙花熏洗法**：将鲜凤仙花洗净，水煎后取汁，然后趁热先熏后洗患处。每天1剂，15天为一个疗程。

◎**龙胆草汁熏洗法**：将龙胆草水煎后，趁热先熏后洗患处。每天两次，10天为一个疗程。

国医小课堂

有效缓解阴道炎的良好习惯

◎**追求"体香"要得当**。女性们为了追求"体香"，经常喜欢使用香水、香粉、泡沫剂或洗澡油等类东西。其实这些东西中含有某些化学成分能够刺激外阴和阴道黏膜，容易引发阴道炎和外阴炎。

◎**由前往后擦拭肛门**。大便后擦拭肛门的方向应当是由前往后，由此可以避免将肛门处的念珠菌带至阴道。

◎**尽量少穿紧身裤**。因为紧身裤紧裆、包臀，又密不透风，经常穿会导致阴道分泌物不能散发，滋长了细菌，很容易因此发展为阴道炎。

◎**选择干净的卫生纸**。如果在经期不注意卫生而滥用不洁净的卫生纸也会导致阴道炎。因为不洁净的卫生纸很容易让细菌乘虚而入。另外，在经期也要经常洗清阴部，保持清洁。

◎**注意公共场所的卫生**。在浴室、公共游泳池边和公共马桶上，女性都不要随随便便地坐下，最好在拭擦之后再坐下。